高等院校药学与制药工程专业规划教材

药剂学实验教程

主 编 周玉波
副主编 董华平 杨 群

ZHEJIANG UNIVERSITY PRESS
浙江大学出版社

图书在版编目（CIP）数据

药剂学实验教程 / 周玉波主编. —杭州：浙江大
学出版社，2017.8（2024.8重印）
ISBN 978-7-308-16743-7

Ⅰ.①药… Ⅱ.①周… Ⅲ.①药剂学－实验－教材
Ⅳ.①R94-33

中国版本图书馆 CIP 数据核字（2017）第 046184 号

药剂学实验教程

周玉波 主编

责任编辑	阮海潮（ruanhc@zju.edu.cn）
责任校对	陈静毅 郝 娇
封面设计	俞亚彤
出版发行	浙江大学出版社
	（杭州市天目山路 148 号 邮政编码 310007）
	（网址：http://www.zjupress.com）
排 版	杭州青翊图文设计有限公司
印 刷	广东虎彩云印刷有限公司绍兴分公司
开 本	787mm×1092mm 1/16
印 张	7
字 数	175 千
版 印 次	2017 年 8 月第 1 版 2024 年 8 月第 5 次印刷
书 号	ISBN 978-7-308-16743-7
定 价	29.00 元

高等院校药学与制药工程专业规划教材

药剂学实验教程

编委会名单

主　编　周玉波

副主编　董华平　杨　群

编　委　（按姓氏笔画排序）

吴春雷　沈润溥　胡纯琦　高晓忠

前　言

　　药剂学是研究药物制剂的基本理论、处方设计、制备工艺、质量控制和合理使用等内容的综合性应用技术学科。药剂学实验是药剂学教学的重要组成部分,是理论联系实际的重要环节和主要方式之一。通过实验,验证、巩固和扩大课堂教学的基本理论、基本知识,培养学生的专业技能和综合实践素质。

　　本教材结合教学实际,参考相关药剂学实验教材,在历年药剂学实验教学内容的基础上,选择确定实验项目。通过普通剂型的实验,使学生掌握各类剂型的特点、制备原理、制备工艺和质量要求。通过新技术与新剂型的实验,使学生更好地了解药剂学的发展,为生产、研究、开发新制剂和新剂型等工作奠定坚实的基础。

　　参加本书编写的有绍兴文理学院周玉波、董华平、杨群、胡纯琦、沈润溥、吴春雷、高晓忠。

　　本书部分实验配有教学PPT,可扫描本书封底"浙大教材服务"微信公众号向出版社申请。

　　为了保证达到药剂学实验的预期目的,本教材还规定和强调了药剂学实验的基本要求。

编　者

2017 年 7 月

目　录

第一部分　药剂学实验要求　/1

药剂学实验规则　/1

实验报告书写要求　/2

第二部分　药物制剂的基本操作与理论　/3

实验 1　《中国药典》的查阅方法　/3

实验 2　称量操作的练习　/5

实验 3　药物溶解度的测定　/8

实验 4　药物的增溶与助溶　/10

实验 5　粉体流动性的测定　/13

实验 6　维生素 C 注射液的稳定性实验　/16

第三部分　普通剂型的制备实验　/20

实验 7　液体制剂的制备　/20

　　Ⅰ　溶液型液体制剂的制备　/20

　　Ⅱ　混悬型液体制剂的制备　/24

　　Ⅲ　乳剂的制备　/28

实验 8　注射剂的制备　/33

实验 9　散剂的制备　/38

实验 10　颗粒剂的制备　/41

实验 11　片剂的制备　/45

实验 12　粉末直接压片　/53

实验 13　软膏剂的制备及其体外释放实验　/57

实验 14　栓剂的制备　/62

实验 15　膜剂的制备　/67

实验 16　浸出制剂的制备　/70

第四部分　药物制剂新技术和新剂型　/75

实验 17　固体分散体的制备　/75

实验 18　包合物的制备　/82

实验 19　微型胶囊的制备　/86

实验 20　盐酸小檗碱脂质体的制备与包封率的测定　/91

实验 21　茶碱缓释片的制备及释放度测定　/96

实验 22　经皮渗透实验　/99

参考文献　/104

第一部分 药剂学实验要求

药剂学实验规则

药剂学实验是药剂学教学中理论联系实际的重要环节。为了保证实验的正常进行和培养学生优良的实验作风,以确保达到药剂学实验的预期目的,要求学生必须遵守下列实验规则:

一、实验前应充分做好预习,明确本次实验的目的、方法、操作步骤和注意事项,做到心中有数,切不可实验时边看边做,以免出现差错。

二、不迟到、早退和无故缺席。进入实验室必须穿洁净白色的工作服。实验室内严禁吸烟,保持安静,不高声谈话和说笑,不进行与实验无关的活动。保持实验室的整洁,不乱扔杂物,不随地吐痰,以利实验进行。

三、按实验操作步骤认真独立操作,严格遵守操作规程,杜绝差错事故的发生。实验用原、辅材料应名实相符并规范、准确称量。称量时,应进行认真核对,以免发生差错。称量操作完毕后应立即盖好瓶塞,放回原处;凡已取出的药品不能倒回原瓶。精密仪器的使用,应首先熟悉性能与操作方法,做到用前检查,用后登记。

四、做到如实准确记录实验数据与实验结果。要勤于思考,仔细观察实验现象与结果,培养自己独立思考和解决问题的能力。如实验失败,先要找出失败的原因,考虑如何改正,再征询指导老师意见,是否重做。

五、严格遵守实验室的规章制度,包括报损制度、赔偿制度、清洁卫生制度、安全操作规则以及课堂纪律等。

六、实验室内注意用水用电安全,严防火灾、中毒事故发生。注意节约水、电、气及药品、试剂。爱护公物,尽力避免破损。实验室的药品、器材、用具以及实验成品,一律不准擅自携出室外。

七、实验结束后及时清洗仪器并妥善安放保存。值日生负责实验室的清洁、卫生、安全检查工作,关闭好水、电、门窗,经指导老师验收后方可离开实验室。

八、使用统一的实验报告本,及时完成实验报告,做到格式规范,内容真实,数据可靠,结论正确,文字简练、工整,并按时上交。

实验报告书写要求

　　实验报告不仅是实验者对每次实验的书面总结,更重要的是对其中实验原理、现象和结果的分析与总结,从中可以培养和训练实验者的逻辑归纳能力、综合分析能力与文字表达能力,是科学论文写作的基础。实验报告的书写是对学生的一项重要的基本技能训练,不仅是完成实验的最后环节,也是评定其实验成绩的主要依据。

　　在实验报告中,首先列出实验题目。具体内容包括实验目的要求、实验设备与材料、实验步骤(处方、制备等)、注意事项、实验现象或结果以及讨论小结等。处方应写出实验用原、辅材料的名称与用量,必要时进行组方原理及附加剂作用等的简要分析说明。实验步骤中不要照抄实验指导,要简明扼要,可以实验流程图的方式,再配以相应的文字说明,使实验报告简洁明了。实验结果是对实验现象的描述和实验数据的处理等,要用准确的专业术语客观地描述实验现象和结果,决不可凭主观想象或简单地以书本理论替代,测定的数据可以制成图、表等形式使实验结果突出、清晰,便于相互比较。

　　讨论是根据相关的理论知识对所得到的实验结果进行解释和分析。如果实验结果与预期的结果一致,那么实验结果有什么意义,说明了什么问题?注意:不能用已知的理论硬套在实验结果上,更不能由于所得到的实验结果与预期的结果或理论不符而随意取舍甚至修改实验结果,这时应该分析其异常的可能原因。如果本次实验失败了,应找出失败的原因及以后实验应注意的事项。不要简单地复述课本上的理论而缺乏自己主动思考的内容。另外,也可以写一些关于本次实验的心得以及提出一些问题或建议等。

　　实验小结应是针对这一实验结果的简明总结,是从实验结果中归纳出的一般性、概括性的判断,要注意科学性和逻辑性,不要单纯地重复实验结果,也不要离开实验一味抄书。同时对与实验直接相关的思考题做出简答。实验收获、教训、建议和要求等宜单列另加以说明。文字务求简练、工整。

　　实验成绩的评定一般由实验预习、实验操作、实验结果、实验报告、卫生纪律等方面组成。实验报告应按要求及时集中上交实验指导老师评阅,拖延上交时间,将酌情扣减实验成绩。

第二部分　药物制剂的基本操作与理论

实验 1　《中国药典》的查阅方法

一、实验目的

1. 掌握《中国药典》的查阅方法。
2. 熟悉《中国药典》的基本结构。
3. 通过查阅《中国药典》中有关项目和内容的练习,熟悉《中国药典》的使用方法。

二、实验内容

按照下列各项要求,查阅 2015 年版《中国药典》,记录查阅结果并写出所在页码。

顺序	查阅项目	药典页码		查阅结果
1	人参性状	部	页	
2	甘遂鉴别	部	页	
3	流浸膏剂制备方法	部	页	
4	益母草流浸膏乙醇量	部	页	
5	甘草浸膏制备方法	部	页	
6	甘油栓贮存法	部	页	
7	中药丸剂的制剂通则	部	页	
8	注射用水质量检查项目	部	页	
9	滴眼剂质量检查项目	部	页	
10	葡萄糖注射液规格	部	页	
11	微生物限度检查法	部	页	
12	青霉素 V 钾片溶出度检查方法	部	页	
13	盐酸吗啡类别	部	页	
14	热原检查法	部	页	
15	阴凉处贮存的条件	部	页	
16	丸剂重量差异检查方法	部	页	
17	崩解时限检查法	部	页	
18	易溶、略溶的含义	部	页	
19	重金属检查法	部	页	
20	高效液相色谱法	部	页	

三、注意事项

1.药品可在品名目次中,按药品名称笔画为序查阅(同笔画的字按起笔笔形一丨丶フ的顺序)。也可在英文索引或中文索引(按汉语拼音的顺序)中查阅。

2.制剂通则、一般鉴别试验、物理常数测定法、一般杂质检查法、分光光度法、色谱法等多种分析方法,以及试液、试纸、指示液与指示剂、缓冲液等的配制、滴定液的配制及标定和指导原则等其他内容在 2015 年版《中国药典》第四部中查阅。

四、思考题

1.2015 年版《中国药典》各部共收载了几种剂型?

2.我国药品质量标准有哪些?

3.谈谈你对《中国药典》的认识及今后怎样正确应用《中国药典》。

实验 2　称量操作的练习

一、实验目的

1. 掌握常用的几种天平的使用方法及称重操作中的注意事项。
2. 掌握各种量器的使用方法及 1ml 以下液体的量取方法。

二、实验原理

称重和量取是药剂学实验的最基本操作之一。常用的称重器具有托盘天平、扭力天平、电子天平等,根据最小称重应大于天平感量的 20 倍(相对误差小于±5%)为原则选择称重器具;常用的量器有量筒、量杯、移液管、滴管等带有容量刻度的玻璃制品。在处方中,液体的最小量取单位可用"滴"。

三、实验器材与试剂

1. 器材　扭力天平、托盘天平、滴管、量筒(100ml、10ml)等。
2. 试剂　碳酸钠、碘化钾、凡士林、液状石蜡、碘、纯化水、乙醇、甘油等。

四、实验内容与方法

1. 称重练习　称取下列药物:碳酸钠 0.4g、碘化钾 1.5g、凡士林 5g、液状石蜡 12g、碘 0.7g,完成表 2-1。

2. 量取练习

(1)量取下列药物:蒸馏水 35ml、乙醇 7ml、甘油 3ml、液状石蜡 5ml,完成表 2-2。

(2)不同液体的滴量比较及滴管的竖直与倾斜滴量比较:

将滴管洗净后套上橡皮球,吸取蒸馏水,然后竖直持滴管捏橡皮球(用力均匀)使液滴缓慢滴出(每分钟 60~80 滴),收集于 10ml 量筒中,每次收集 3ml,记录滴数,重复操作三次;将滴管倾斜 45°同上操作,记录每次收集 3ml 蒸馏水的滴数。再以 70%乙醇溶液作为测定液体,重复上述实验操作,将测定结果记录于表 2-3 中,并计算每毫升的平均滴数。

3. 操作注意事项

(1)称取药物时要求瓶盖不离手,以左手拇指与食指拿瓶盖,中指与无名指夹瓶颈,右手拿牛角匙。

(2)根据称重药物的性质,选择称量纸或适当容器。根据所称药物的重量,选择合适的天平。一般称取 1g 以下、0.1g 以上重量的药物,可选用扭力天平。

(3)根据量取液体的体积,选择合适的量器。小量器一般操作姿势为用左手拇指与食指垂直平稳持量器下半部并以中指垫底部。右手持瓶倒液,瓶签必须向上或向两侧,瓶盖可夹于小指与无名指间,倒出后立即盖好,放回原处。

(4)药液注入量器,应将瓶口紧靠量器边缘,沿其内壁徐徐注入,以防药液溅出量器外。量取黏稠性液体,如甘油、糖浆等,不论在注入还是倾出时,均须给予充足时间使其按刻度流尽,以保证容量的准确。

(5)使用量筒和量杯时,要保持垂直,眼睛与所需刻度成水平,读数以液体凹面为准。接近刻度线时,改用胶头滴管滴加。

(6)量筒不能用来加热、溶解、进行化学反应等操作。量过的量器,需洗净沥干后再量其他液体,必要时还需烘干再用。

五、实验结果与讨论

1.称重练习

表 2-1　称重操作练习项目

药物	所称重量(g)	药物性质	选用天平及称量纸或容器
碳酸钠	0.4		
碘化钾	1.5		
凡士林	5		
液状石蜡	12		
碘	0.7		

2.量取练习

(1)将药物量取结果记录于表 2-2 中。

表 2-2　药物量取操作练习项目

药品名称	量取体积(ml)	药物性质	选用量器
蒸馏水	35		
乙醇	7		
甘油	3		
液状石蜡	5		

(2)将不同液体的滴量比较及滴管的垂直与倾斜滴量比较结果记录于表 2-3 中。

表 2-3　不同液体、滴管的倾斜方式对滴量的影响

液体	方法	收集 3ml 液体的滴数				平均每毫升滴数
		第 1 次	第 2 次	第 3 次	平均	
蒸馏水	垂直滴落					
	倾斜 45°滴落					
70%乙醇	垂直滴落					
	倾斜 45°滴落					

六、思考题

1.按±10%作为允许误差范围,计算你所使用的托盘天平和扭力天平的最小称量是多少。

2. 要称取甘油 30g,如以量取法代替,应量取几毫升?（甘油的相对密度为 1.25)在量取时应注意哪些问题?

3. 不同液体及不同滴落方式每毫升液体的滴数为何不同? 影响每毫升滴数的因素有哪些?

七、附录

1. 2015 年版《中国药典》规定,液体的滴是指 20℃时,1.0ml 水为 20 滴来换算。量取某些用量 1ml 以下的溶液或酊剂,需以滴作单位时,如无标准滴管时,可用普通滴管,即先以该滴管测定所量液体 1ml 的滴数,再凭此折算所需滴数。

2. 液滴重量与液体的表面张力、滴管口径有如下关系:$mg = 2\pi r\sigma$。式中,m 为液滴的质量,g 为重力加速度,r 为滴管口径,σ 为表面张力。滴管滴出的液滴体积除与滴管的内外口径有关外,还因所施加的压力、温度、液体相对密度、黏度和表面张力的不同而改变。因此,滴不是体积单位。

3. 2015 年版《中国药典》规定,试验中供试品与试药等称量精确度可根据数值的有效数位来确定,如称取"0.1g",系指称取重量可为 0.06～0.14g;称取"2g",系指称取重量可为 1.5～2.5g;称取"2.0g",系指称取重量可为 1.95～2.05g;称取"2.00g",系指称取重量可为 1.995～2.005g。

"精密称定"系指称取重量应准确至所取重量的千分之一;"称定"系指称取重量应准确至所取重量的百分之一;"精密量取"系指量取体积的准确度应符合国家标准中对该体积移液管的精密度要求;"量取"系指可用量筒或按照量取体积的有效数位选用量具。取用量为"约"若干时,系指取用量不得超过规定量的±10%。

实验 3　药物溶解度的测定

一、实验目的

1. 掌握测定药物表观溶解度的方法。
2. 熟悉影响药物溶解度的因素。

二、实验原理

药物的溶解度(solubility)是指在一定温度(气体在一定压强)下,在一定体积的溶剂中药物达到溶解平衡时形成饱和溶液的浓度。溶解度通常用一定温度下 100g 溶剂中溶解溶质的最大质量(g)表示。

溶剂一般分为三类:以水为代表的极性溶剂,以甲醇、乙醇为代表的亲水性有机溶剂和以苯、石油醚为代表的亲脂性有机溶剂。溶解的经验规则:相似相溶。在实际测定中,药物的溶解度数值多是表观溶解度(或称平衡溶解度),因为要完全排除药物解离和溶剂的影响是不易做到的。药物的溶解度受固体药物的粒子大小、晶型、溶解温度、溶液 pH 值和同离子效应、溶剂等因素的影响。

三、实验器材与试剂

1. 器材　恒温振荡器、天平、紫外分光光度计。
2. 试剂　水杨酸。

四、实验内容与方法

(一)水杨酸标准曲线的绘制

1. 硫酸铁铵显色剂(需新鲜配制)的制备　称取 8g 硫酸铁铵溶于 100ml 蒸馏水中,取 2ml 加 1mol/L 盐酸 1ml,加蒸馏水至 100ml 即得。

2. 标准曲线的绘制　精密称取 105℃ 干燥至恒重的水杨酸约 20mg,置 100ml 容量瓶中,用蒸馏水超声温热溶解,放冷至室温,并摇匀,定容,精密量取该溶液 1、2、3、4、5ml,置 10ml 容量瓶中,以蒸馏水定容并摇匀,分别精密量取 5ml,加硫酸铁铵显色剂 1ml。以蒸馏水 5ml 加硫酸铁铵显色剂 1ml 为空白,于 530nm 波长处测吸光度,将吸光度对水杨酸浓度回归得标准曲线。

(二)水杨酸的平衡溶解度测定

1. 水杨酸饱和溶液的制备　取 1g 水杨酸,研细,置 100ml 锥形瓶中,加入 50ml 煮沸放冷至 25℃ 的蒸馏水。调节恒温振荡器温度为 25℃,将锥形瓶固定,开始振摇,振荡速度为 150r/min。

2. 药物平衡溶解度的测定　上述制备好的样品分别于不同时间间隔(每次间隔时间至少 1h)停止振摇,取部分上清液(约 5ml),剩余溶液继续振摇。经微孔滤膜过滤,弃去初滤液,取续滤液 1ml 于 50ml 容量瓶中,用蒸馏水稀释至刻度,取稀释液 5ml 加硫酸铁铵显色剂 1ml,于 530nm 波长处测定吸光度,用标准曲线计算水杨酸浓度。如最后两次取样测得的浓度相当,即可计算 25℃条件下水杨酸的溶解度;否则,还需继续振荡,直至溶液浓度不再增大为止。

(三)注意

在测定非室温的溶解度时,需将样品置于所需温度的恒温振荡器内振摇。饱和溶液的取样分析需保温过滤。若吸取的药液在吸管中析出晶体,可用溶剂洗下,然后稀释至一定倍数后测定浓度,或可将吸管预热至稍高于测定的药液温度,以防药物在吸管中析出。

五、实验结果与讨论

(一)水杨酸标准曲线的制备

1.将系列浓度水杨酸标准溶液的吸光度记录于表 3-1 中。

表 3-1　不同浓度水杨酸标准溶液的吸光度

浓度($\mu g/ml$)					
吸光度,A					

2.计算水杨酸标准曲线回归方程,以吸光度为纵坐标,浓度为横坐标作图。

(二)水杨酸溶解度的测定结果

将水杨酸溶液样品稀释液的吸光度和溶解度数据(注意折算稀释的倍数)记录于表 3-2中。

表 3-2　不同时间水杨酸溶液的吸光度

取样时间(h)					
吸光度,A					
浓度($g/100ml$)					

六、思考题

1.如何测定药物的平衡溶解度,其与药物的特征溶解度有何不同?

2.影响药物溶解度及其测定的因素有哪些?

实验 4 药物的增溶与助溶

一、实验目的

1. 掌握增溶与助溶的基本原理与基本操作。
2. 了解影响药物增溶与助溶的因素。
3. 熟悉常见的增溶剂与助溶剂。

二、实验原理

药剂学中增加水中难溶性药物溶解度的常用方法有增溶与助溶。

增溶是指在表面活性剂的作用下,某些难溶性药物在溶剂中的溶解度增大并形成澄明溶液的过程(因表面活性剂浓度达到临界胶束浓度后形成胶束而增溶)。具有增溶能力的表面活性剂称增溶剂,被增溶的物质称为增溶质。对于以水为溶剂的药物,增溶剂的最适HLB 值为 15~18。常用的增溶剂为聚山梨酯(吐温)类和聚氧乙烯脂肪酸酯(卖泽)类。药物的增溶作用受诸多因素影响,如增溶剂的性质、增溶质的性质、增溶温度、增溶质的加入顺序等。

助溶是指难溶性药物与加入的第三种物质(助溶剂)在溶剂中形成可溶性络合物、复盐或缔合物,以增加药物在溶剂中的溶解度的过程。常用的助溶剂主要分为两大类:一类是某些有机酸及其钠盐,如苯甲酸钠、水杨酸钠、对氨基苯甲酸等;另一类是酰胺类化合物,如尿素、烟酰胺、乙酰胺等。因助溶机制复杂,许多机制至今尚未清楚。助溶剂的选择一般只能根据药物的性质,选用与其能形成水溶性分子间络合物、复盐或缔合物的物质。

吲哚美辛($C_{19}H_{16}ClNO_4$,M_r 357.79),白色、微黄色结晶性粉末,溶于丙酮,略溶于乙醇、乙醚、氯仿和甲醇,微溶于苯,极微溶于甲苯,几乎不溶于水。吲哚美辛具有明显的解热、缓解炎性疼痛作用,故可用于急、慢性风湿性关节炎,痛风性关节炎及癌性疼痛等。茶碱($C_7H_8N_4O_2 \cdot H_2O$,M_r 198.18)为白色结晶性粉末,在乙醇或氯仿中微溶,在水中极微溶解,在乙醚中几乎不溶,在氢氧化钾溶液或氨溶液中易溶。茶碱具有强心、利尿、扩张冠状动脉、松弛平滑肌和兴奋中枢神经等作用,用于治疗支气管哮喘和肺气肿。

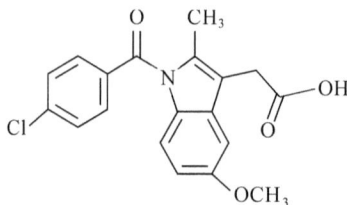

吲哚美辛

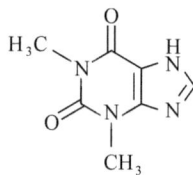

茶碱

三、实验器材与试剂

1. 器材 恒温水浴、微孔滤膜过滤器、天平、紫外分光光度计。

2.试剂 吲哚美辛、茶碱、聚山梨酯-20、聚山梨酯-40、聚山梨酯-80、乙二胺、烟酰胺。

四、实验内容与方法

(一)增溶剂对难溶性药物的增溶作用

A.聚山梨酯-80 及其加入顺序对吲哚美辛增溶的影响

1.操作

(1) 取蒸馏水 50ml 于 100ml 烧杯中，加吲哚美辛 50mg，反复搅拌 2min，放置约 20min，观察并记录溶解情况。

(2) 取蒸馏水 50ml 于 100ml 烧杯中，加聚山梨酯-80 3g，搅拌均匀后，加吲哚美辛 50mg，反复搅拌 2min，放置约 20min，观察并记录溶解情况。

(3) 取蒸馏水 50ml 于 100ml 烧杯中，加吲哚美辛 50mg，混匀，加聚山梨酯-80 3g，反复搅拌 2min，放置约 20min，观察并记录溶解情况。

(4) 加吲哚美辛 50mg 于 100ml 烧杯中，加聚山梨酯-80 3g，混匀，加蒸馏水 10ml，反复搅拌 2min，再加入 40ml 水，搅拌均匀，放置 20min，观察并记录溶解情况。

2.操作注意事项

(1) 操作中各项条件应尽可能保持一致，如加药量、搅拌时间等。

(2) 增溶操作中，样品搅拌后应放置一段时间，以利于药物充分进入胶团。

(3) 以上 4 只烧杯分别标记，从杯底往上观察溶解情况。

B.聚山梨酯的种类及温度对吲哚美辛增溶的影响

1.操作

(1) 取蒸馏水 75ml 两份，分别置于 100ml 烧杯中，分别加聚山梨酯-20 和聚山梨酯-40 4.5g，搅拌均匀。

(2) 空白对照液的制备：取(1)中两种溶液少量，分别用 0.45μm 微孔滤膜过滤，取续滤液 0.5ml 于 50ml 容量瓶中，加蒸馏水定容，混匀，得到两种聚山梨酯对照液。

(3) 分别取(1)中两种溶液 50ml 于 100ml 烧杯中，各加吲哚美辛 50mg，反复搅拌 2min，放置约 20min，用 0.45μm 微孔滤膜过滤，取续滤液 0.5ml，以蒸馏水稀释并定容至 50ml，以上述空白对照，于波长 320nm（$E_{1cm}^{1\%}$，190）下测吸光度。计算药物溶解度。

(4) 取蒸馏水 125ml，加聚山梨酯-80 7.5g，搅拌均匀后，取 50ml 两份，分别置于 100ml 烧杯中，各加吲哚美辛 50mg，分别于室温、55℃ 恒温搅拌 2min，放置约 20min，用 0.45μm 微孔滤膜过滤，取续滤液 0.5ml，以蒸馏水稀释并定容至 50ml，同(3)中方法测吸光度（空白对照液的制备同上），计算溶解度。

2.操作注意事项（同前）

(二) 助溶剂对难溶性药物的助溶作用

1.操作

称取茶碱三份，每份约 0.15g。

(1) 取茶碱一份放入烧杯中，然后加水 20ml，搅拌，观察现象。

(2) 取茶碱一份放入烧杯中，加水 19ml，搅拌，然后滴加乙二胺约 1ml，搅拌均匀，观察现象。

（3）取茶碱一份放入烧杯中，加同量烟酰胺后，加水约 1ml，搅拌，再补加水至 20ml，观察现象。

2.操作注意事项

注意药品加入顺序。

五、实验结果和讨论

1.吲哚美辛和聚山梨酯-80 加入顺序对增溶的影响。

2.将聚山梨酯种类对吲哚美辛的增溶结果填入表 4-1 中。

表 4-1　聚山梨酯对吲哚美辛的增溶作用

药物	表面活性剂	体系的外观状态	溶解度（药物 g/100ml）
吲哚美辛	无		0.0022
	聚山梨酯-20		
	聚山梨酯-40		
	聚山梨酯-80		

3.将温度对吲哚美辛的增溶作用填入表 4-2 中。

表 4-2　不同温度下聚山梨酯-80 对吲哚美辛的增溶作用

药物	表面活性剂	溶解度（g/100ml）	
		室温	55℃
吲哚美辛	聚山梨酯-80		

4.将助溶剂对茶碱的助溶结果填入表 4-3 中。

表 4-3　不同助溶剂对茶碱的助溶作用

药物	助溶剂	现象
茶碱	无	
	二乙胺	
	烟酰胺	

六、思考题

1.由实验结果分析讨论影响水中难溶性药物增溶的主要因素。

2.由实验结果分析讨论二乙胺、烟酰胺对茶碱助溶的可能机制。

实验5 粉体流动性的测定

一、实验目的

1.掌握测定粉体流动性参数休止角的方法以评价颗粒的流动性。

2.熟悉润滑剂或助流剂及其用量对颗粒流动性的影响。

二、实验原理

药物粉末或颗粒的流动性不仅影响制剂的生产过程(如原辅料的混匀、沸腾制粒、分装、压片工艺过程),而且影响制剂质量,是固体制剂制备中的一项重要物理性质。测定流动性可用于预测粉体物料从料斗中流出的能力、重量差异和含量均匀度等,特别是在压片工艺过程中,必须设法使颗粒具有良好的流动性,从而使颗粒能自由连续流入冲模,保证均匀填充,减少压片时对冲模壁的摩擦和黏附,降低片重差异。

影响流动性的因素比较复杂,颗粒的粒径、形态、松密度,以及颗粒间的摩擦力、附着力等都对流动性有影响。目前主要从改变粒子粒径和形态、添加润滑剂或助流剂等方面来改善颗粒流动性。本实验主要考察粒径大小、添加润滑剂或助流剂对物料流动性的影响。

表示流动性的参数,主要有休止角、流动速度、压缩度、滑角、摩擦系数等。其中以休止角比较常用,休止角是粉体堆积层的自由斜面在静止的平衡状态下,与水平面所形成的最大角。休止角的大小,可以间接反映流动性的大小。一般认为粒径越小或粒径分布越大的颗粒,其休止角越大;而粒径大且均匀的颗粒,颗粒间摩擦力小,休止角小,易于流动。一般认为休止角小于30°者流动性好,大于40°者流动性不好。休止角可以作为选择润滑剂或助流剂的参考指标。

图5-1为本实验测定休止角的装置。将粉末或颗粒放在固定于圆形器皿(浅而已知半径为 r 的培养皿)的中心点上面的漏斗中。粉末或颗粒从漏斗中流出,堆积直至粉末或颗粒从培养皿上缘自动溢出为止。测出圆锥陡堆的顶点到培养皿上缘的高 h,休止角即为式中的 θ 值:$\tan\theta = h/r$。

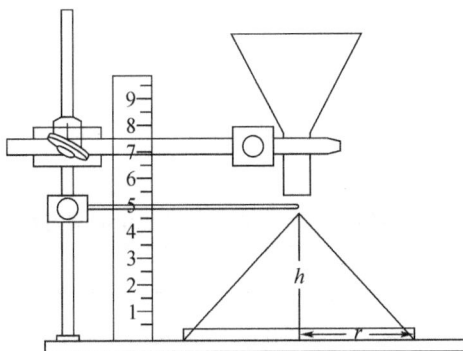

图 5-1 测定休止角的装置示意

为了测定的结果重现性好,颗粒从漏斗中流出的速度均匀稳定,可将 2～3 个漏斗错位串联起来(上一个漏斗出口不对准下一个漏斗出口),使粉末或颗粒尽可能堆成陡的圆锥体(堆)。

三、实验器材与试剂

1. 器材　休止角测定仪。
2. 试剂　淀粉、糊精、滑石粉。

四、实验内容与方法

1. 测定粉末的休止角

取淀粉、糊精各 15g 混合均匀,测定混合粉末的休止角(三次)。

2. 制备空白颗粒

【处方】　淀粉　　　　　　15g

　　　　　糊精　　　　　　15g

　　　　　10％淀粉浆　　　适量

【制备】

(1)10％淀粉浆的制备:在烧杯中加入 20ml 蒸馏水,再加入淀粉约 2g,分散均匀,用水浴加热糊化,制成 10％淀粉浆。

(2)颗粒制备:将淀粉与糊精混匀后,用适量 10％淀粉浆制成适宜的软材,过 18 目筛,制湿颗粒,60℃烘干,过 16 目筛整粒备用。

3. 测定颗粒的休止角

取颗粒,用 60 目筛筛去细粉,不加助流剂,测定颗粒的休止角(三次)。

分别加入不同量的滑石粉(1％、3％、6％、10％)作为助流剂,与颗粒混匀后,测定休止角(各三次),以休止角为纵坐标,加入量为横坐标,绘出曲线,比较助流剂的量对流动性的影响,找出滑石粉起最好助流作用时的用量。

4. 操作注意事项

空白颗粒宜紧密整齐。制备软材时,黏合剂的量须加至制得的软材在过筛后不出现明显细粉,也不呈条状为宜。整粒后,以 60～80 目筛筛去细粉,以减少影响测定流动性的因素。

五、实验结果与讨论

1. 通过测定混合粉末和空白颗粒的锥体高、底半径,计算它们的休止角,$\theta = \arctan(h/r)$,将计算结果记录表 5-1 中。

表 5-1　混合粉末和空白颗粒休止角的测定结果

物料 No.	混合粉末			空白颗粒		
	1	2	3	1	2	3
休止角						
平均值						

2.助流剂最佳用量的确定：将空白颗粒中加入不同量助流剂后的休止角测定结果记录于表 5-2 中，并以休止角(θ)为纵坐标，助流剂加入量为横坐标作图，找出峰值，得到滑石粉起最好助流作用时的用量。

表 5-2 不同量的滑石粉对空白颗粒休止角的测定结果

滑石粉加入量	1%	3%	6%	10%
休止角				

3.讨论本实验粉末与颗粒的流动性以及在颗粒中加入润滑剂或助流剂后，改善颗粒流动性的情况。

六、思考题

1.影响粉体流动性的因素有哪些？

2.助流剂的作用机制是什么？助流剂的量过多会影响流动性的原因是什么？

3.粉体的流动性在制剂过程中有什么重要作用？

实验6　维生素C注射液的稳定性实验

一、实验目的

1. 掌握影响维生素C注射液稳定性的主要因素及延缓其氧化分解的基本方法。
2. 通过维生素C处方稳定性的考察,熟悉注射剂处方设计的一般思路。

二、实验原理

药剂学的宗旨是制备安全、有效、稳定、使用方便的药物制剂。药物制剂的稳定性是保证药物制剂安全、有效的前提。药物若分解变质,不仅可使疗效降低,有些药物甚至产生毒副作用。而注射剂由于直接注入体内,因此对药物的稳定性要求较高。

本实验以维生素C为模型药物,因其分子结构中具有不稳定的烯二醇基,极易被氧化。维生素C氧化过程极为复杂,在有氧条件下,先氧化成去氢维生素C,然后水解为2,3-二酮古罗糖酸,此化合物进一步被氧化为草酸与L-丁糖酸。

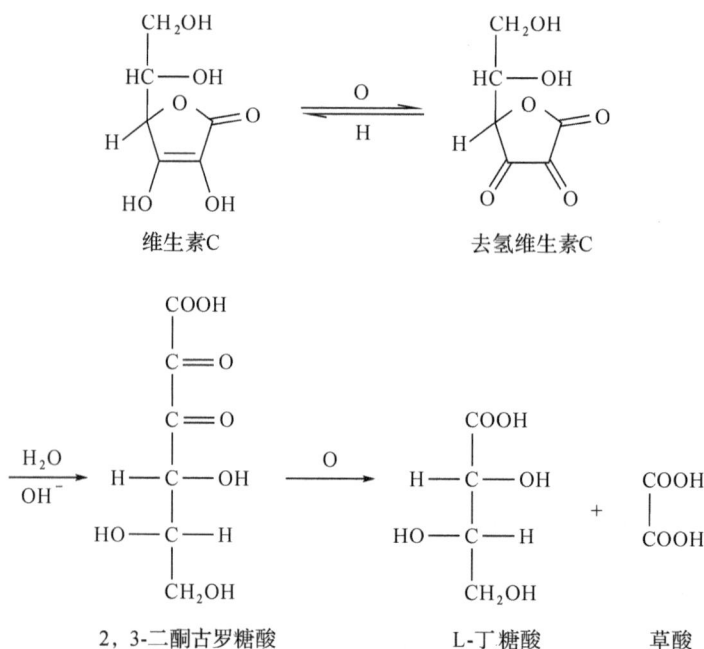

维生素C　　　　去氢维生素C

2,3-二酮古罗糖酸　　　L-丁糖酸　　　草酸

影响维生素C溶液稳定性的因素,主要有空气中的氧、金属离子、pH、温度及光等;这些因素对固体维生素C,水分和湿度影响很大。处方设计过程需要探讨这些因素对本品稳定性的影响。

维生素C的不稳定性主要表现为在放置过程中颜色变黄和含量下降。《中国药典》规定,对于维生素C注射液应检查颜色,用分光光度法在420nm处测定,吸光度不得超过0.06。本实验维生素C的含量测定采用碘量法,主要利用维生素的还原性和碘液的氧化性,它们可以发生定量反应。

本实验以颜色变化和含量下降为指标,考察 pH 值、空气中的氧、抗氧剂对维生素 C 注射液质量的影响。

三、实验器材与试剂

1. 器材　熔封灯、微孔滤膜过滤器、天平、容量瓶、玻璃棒、烧杯、量筒、紫外可见分光光度计、pH 计、滴定管、碘量瓶等。

2. 试剂　维生素 C、碳酸氢钠、亚硫酸氢钠、硫酸铜、EDTA-2Na、丙酮、碘液、稀醋酸、淀粉指示液。

四、实验内容与方法

1. 准备液的配制

(1)碘液的配制:先称取 10g KI 于烧杯中,加少量蒸馏水,待其溶解后再称取固体 I_2 6.5g 到 KI 溶液中,搅拌至 I_2 全部溶解,转入 500ml 容量瓶中,加蒸馏水至 500ml,混合均匀即得。(最好现配现用,若需保存可以放入冰箱中。)

(2)稀醋酸的配制:用移液管取 6ml 冰醋酸于烧杯中,加蒸馏水至 100ml 即得。

(3)淀粉指示液的配制:取可溶性淀粉 0.5g,加蒸馏水 5ml 搅匀后,缓缓倾入 100ml 沸水中,边加边搅拌,继续煮沸 2min,放冷,倾取上清液即得。本液应现配现用。

2. 考察影响维生素 C 注射液稳定性的因素

(1)5%维生素 C 注射液的制备:取注射用水 500ml,煮沸,放冷至室温,备用。取维生素 C 20g,用放冷至室温的注射用水溶解并稀释至 400ml,制成 5%维生素 C 注射液,备用。取样进行含量测定,同时测定注射液在 420nm 处的吸光度,作为 0 时的含量及吸光度。

(2)pH 值对维生素 C 注射液稳定性的影响:取(1)中制备的注射液 200ml 分成 4 份(容器应干燥),每份 50ml,将这 4 份样品分别用 $NaHCO_3$ 粉末调节 pH 至 4.0,5.0,6.0,7.0(允许误差为±0.2,先用 pH 试纸调,后用 pH 计测定)。用微孔滤膜过滤,用注射器将上述溶液分别灌入 2ml 安瓿中,每个 pH 值溶液灌装 8 支。待熔封后,将 4 组样品编号后同时放入 100℃水浴中加热 1h,观察不同时间溶液颜色变化情况,以＋＋＋……表示颜色变化情况记录于表 6-1 中。测定加热 1h 时的药物含量,同时测定注射液在 420nm 处的吸光度。

(3)空气中的氧对维生素 C 注射液稳定性的影响:取(1)中制备的注射液 150ml,加 $NaHCO_3$ 粉末调节 pH 至 6.0,方法同前。取其中 50ml,分成 3 份:①用 2ml 安瓿灌装 2ml 后熔封,共灌 8 支;②用 2ml 安瓿灌装 1ml 后熔封,共灌 12 支;③用 2ml 安瓿灌装 2ml 后,通入 CO_2(约 5s),立即熔封,共灌 8 支。将上述样品编号后同时放入 100℃水浴中加热 1h,观察不同时间溶液颜色变化情况,将颜色变化情况记录于表 6-2 中。测定加热 1h 时的药物含量和在 420nm 处的吸光度。

(4)抗氧剂对维生素 C 注射液稳定性的影响:取(3)中调节 pH 至 6.0 的剩余 100ml 注射液,分成两份,每份 50ml。一份中加入 $Na_2S_2O_5$ 0.12g,第二份作对照。将上述两份溶液分别灌于 2ml 安瓿中,每份 8 支。将上述样品做好标记后同时放入 100℃水浴中加热 1h,观察不同时间溶液的变化,将颜色变化情况记录于表 6-3 中。测定加热 1h 时的药物含量和在 420nm 处的吸光度。

(5)金属离子及金属离子络合剂的影响:取维生素 C 5g,用放冷至室温的注射用水配成溶液 40ml,用 NaHCO₃ 调 pH 值到 6.0,再稀释至 50ml,分为两等份,第一份加 0.0001mol/L 硫酸铜溶液 12.5ml,加水至 50ml;另一份加入 0.0001mol/L 硫酸铜溶液 12.5ml 及 5% EDTA-2Na 溶液 2.5ml。用注射器将上述两份溶液分别灌入 2ml 安瓿中,灌 2ml,每份灌装 10 支。待熔封后,将两组样品编号后同时放入 100℃ 水浴中加热 1h,观察不同时间溶液的变化,将颜色变化情况记录于表 6-4 中。测定加热 1h 时的药物含量和在 420nm 处的吸光度。

3.维生素 C 含量测定方法

精密吸取 5% 维生素 C 注射液 2ml(约相当于 0.1g 维生素 C),加蒸馏水 15ml 及丙酮 2ml,振摇,放置 5min,加稀醋酸 4ml,淀粉指示液 1ml,用 0.05mol/L 碘液滴定,至溶液呈持续的蓝色 30s 不褪即得,记下消耗碘液的毫升数(1ml 碘液相当于 8.806mg 维生素 C)。

4.操作注意事项

(1)加速实验过程要注意安全,防止水浴锅干涸及安瓿爆破伤人。样品较多,编号不要弄错。

(2)加速实验后测定样品含量时,应将 8 只安瓿中注射液混匀(所用容器要干燥)后,取样测定。

(3)在含量测定时,维生素 C 分子中的烯二醇基具还原性,特别是在碱性条件下、在空气中极易氧化,故在测定维生素 C 含量时可加入一定量的醋酸,使其保持一定的酸性,从而减少维生素 C 受碘以外其他氧化剂的影响。但供试品溶于稀酸后仍需立即滴定。

(4)因为维生素 C 易氧化,为了避免氧化反应的发生,加亚硫酸氢钠作为抗氧剂,而亚硫酸氢钠的还原性比烯二醇基更强,必定首先与碘发生反应而消耗碘液,从而影响维生素 C 的含量测定。因此,应在滴定之前加入丙酮,使之与亚硫酸氢钠反应生成加成物掩蔽起来,以消除对滴定的干扰。

(5)在配液时,将碳酸氢钠加入维生素 C 溶液中的速度要慢,以防止产生大量气泡使溶液溢出,同时要不断搅拌,以防局部碱性过强,造成维生素 C 破坏。

五、实验结果与讨论

1.将上述实验结果列于表 6-1～表 6-4 中。

表 6-1　pH 值对维生素 C 注射液稳定性的影响

样品号	pH	颜色变化					消耗 I₂ 体积(ml)		吸光度 (420nm)
		10min	20min	30min	45min	60min	0min	60min	
1									
2									
3									
4									
结论									

表 6-2　空气中氧对维生素 C 注射液稳定性的影响

样品号	条件	颜色变化					消耗 I_2 体积(ml)		吸光度 (420nm)
		10min	20min	30min	45min	60min	0min	60min	
1									
2									
3									
4									
结论									

表 6-3　$Na_2S_2O_5$ 对维生素 C 注射液稳定性的影响

样品号	抗氧剂	颜色变化					消耗 I_2 体积(ml)		吸光度 (420nm)
		10min	20min	30min	45min	60min	0min	60min	
1									
2									
结论									

表 6-4　金属离子及金属离子络合剂对维生素 C 注射液稳定性的影响

样品号	组分	颜色变化					消耗 I_2 体积(ml)		吸光度 (420nm)
		10min	20min	30min	45min	60min	0min	60min	
1	$CuSO_4$ + EDTA								
2	EDTA								
结论									

2.讨论所得结果是否与理论相符,并对结果进行分析。

六、思考题

1.根据实验结果,讨论易氧化药物注射液的处方设计方案。

2.维生素 C 注射液的稳定性主要受哪些因素的影响?

第三部分　普通剂型的制备实验

实验7　液体制剂的制备

液体制剂(liquid preparation)系指药物分散在适宜的分散介质中制成的供内服或外用的液体形态的制剂。药剂学上一些普通剂型如注射剂、软膏剂、栓剂、气雾剂等均以溶液型、混悬型、乳剂型液体制剂为基础,所以液体制剂的应用很普遍。

按分散系统可将液体制剂分为:

1.均相液体制剂　以分子或离子状态均匀分散的澄清溶液,为热力学稳定体系。

(1)低分子溶液剂:由低分子药物分散于分散介质中形成的液体药剂。

(2)高分子溶液剂:由高分子化合物分散于分散介质中形成的液体药剂。

2.非均相液体制剂　多相分散体系,为热力学不稳定系统。

(1)溶胶剂:固体药物以 1~100nm 的质点分散于分散介质中形成的非均匀分散体系。

(2)混悬剂:难溶性固体药物以微粒状态分散于分散介质中形成的非均匀分散体系。

(3)乳剂:不溶性液体药物以液滴状态分散于分散介质中形成的非均匀分散体系。

I　溶液型液体制剂的制备

一、实验目的

1.掌握常用溶液型液体制剂的基本制备方法。

2.了解溶液型液体制剂中的附加剂的作用、用量及正确使用方法。

二、实验原理

溶液型液体制剂是药物以分子或离子状态(质子小于 1nm)分散于溶剂中的真溶液,外观均匀、澄明,供内服或外用。常用分散介质为水、乙醇、丙二醇、甘油及脂肪油等。

溶液型液体制剂分为低分子溶液剂和高分子溶液剂。前者是低分子药物溶液,有溶液剂、芳香水剂、甘油剂、醑剂和糖浆剂等;后者为高分子化合物的真溶液,由于分子量大,又具有胶体溶液特有的性质。

低分子溶液剂的制备方法有溶解法、稀释法和化学反应法。溶解法最常用,其一般制备过程为:称量→溶解→混合→过滤→加分散介质至全量→检查→包装→标签。

在高分子溶液剂配制过程中,药物溶解时,宜将高分子化合物分次撒布于水面,使之自然膨胀而胶溶。

溶液型液体制剂的制备通则如下：

(1)液体药物通常以容量计量,常用 ml 或 L 表示。固体药物以称量为主,以 g 或 kg 表示。以液滴记数的药物,要用标准滴管,标准滴管在 20℃时,1ml 蒸馏水应为 20 滴,其重量范围应为 0.90～1.10g。

(2)药物称量时一般按处方顺序进行。有时亦需要变更,例如麻醉药应最后称取,并进行核对和登记用具。量取液体药物后,应用少量蒸馏水荡洗量具,洗液合并于容器中,以避免药物的损失。

(3)在配制溶液时,常需采用一些方法,如成盐、增溶、助溶、潜溶等,以增加药物在分散介质中的溶解度。另外,根据需要还可加入抗氧剂、甜味剂、着色剂等附加剂。

(4)处方组分的加入次序:一般先加入复合溶剂、助悬剂和稳定剂等附加剂。难溶性药物应先加入,易溶药物、液体药物及挥发性药物后加入。在将酊剂(特别是含油脂性药物者)加到水溶液中时,速度要慢,且应边加边搅拌,以防析出。

(5)为了加速溶解,可将药物研细,取 1/2～3/4 的分散介质溶解,必要时可搅拌或加热,但受热不稳定的药物或溶解度反而下降的药物不宜加热。

(6)固体药物原则上应另用容器溶解,以便必要时加以过滤(有异物混入或者为了避免溶液间发生配伍变化者),并加溶剂至定量。

(7)成品应进行质量检查,合格后选用洁净容器包装,并贴上标签(内服药用白底蓝字或白底黑字标签,外用药用白底红字标签)标明用法用量。

三、实验器材与试剂

1.器材　烧杯、玻璃漏斗、量筒、玻璃棒、广口瓶、电炉、研钵、水浴锅、脱脂棉、吸管、滤器、容量瓶等。

2.试剂　薄荷油、滑石粉、轻质碳酸镁、活性炭、碘、碘化钾、胃蛋白酶、稀盐酸、甘油、蒸馏水等。

四、实验内容与方法

(一) 低分子溶液剂

1.复方碘溶液(卢戈氏溶液,助溶法)

【处方】

碘	1g
碘化钾	2g
蒸馏水	加至 20ml

【制法】　取碘化钾置容器内,加适量蒸馏水(6～10ml),搅拌使溶解,配成浓溶液,加入碘,搅拌溶解后加蒸馏水至全量,即得。

【用途】　调节甲状腺功能,用于缺碘引起的疾病,如地方性甲状腺肿的治疗和预防、甲亢术前准备、甲亢危象等。

【质量检查】　观察复方碘溶液的外观、性状。

【注意事项】

(1)碘在水中的溶解度为1:2950,碘化钾作为助溶剂可与碘生成易溶于水的络合物,同时使碘稳定不易挥发,并减少其刺激性。

(2)加入次序:先加入碘化钾溶解后再投入难溶性碘;溶解碘化钾时所用的蒸馏水不得少于处方量的1/5,使碘化钾溶解成浓溶液,以利于碘的溶解。

(3)碘溶液为氧化剂,具有腐蚀性,勿接触皮肤与黏膜,应将其贮存于密闭棕色玻璃瓶内,不得与木塞、橡皮塞及金属塞接触。称量可用玻璃器皿或蜡纸,不宜用普通纸。

2.芳香水剂——薄荷水的制备(分散溶解法)

【处方】

薄荷油	0.2ml
滑石粉	1.5g
(或轻质碳酸镁或活性炭)	1.5g
蒸馏水	加至100ml

【制法】　取薄荷油,加滑石粉在研钵中研匀,移至带盖广口瓶中,加入105～110ml蒸馏水,加盖振摇10min,静置,待滑石粉沉至底部,上清液反复过滤至滤液澄明后,将上清液移至100ml容量瓶中,即得。另分别用轻质碳酸镁和活性炭按上法制备薄荷水剂,记录不同分散剂制备薄荷水观察到的结果。

【用途】　芳香矫味与驱风药,用于胃肠充气或作为溶剂。

【质量检查】　比较用三种分散剂制备的薄荷水的pH、澄明度、臭味等。

【注意事项】

(1)滑石粉等分散剂应与薄荷油充分研匀,增加挥发油与水的接触面积,以利加速溶解过程,因而更易形成饱和溶液。

(2)所用蒸馏水是新煮沸放冷后的蒸馏水。

(3)薄荷油的饱和水溶液约为0.05%(ml/ml),其处方量为溶解量的4倍,这是为了确保形成薄荷油的饱和溶液。在配制时,多余的薄荷油会被滑石粉吸附,以利滤除(分散剂在过滤中还有澄清剂的作用)。

(二) 高分子溶液剂

胃蛋白酶合剂的制备(溶解法)

【处方】

胃蛋白酶	2.0g
稀盐酸	1.5ml
甘油	20ml
蒸馏水	加至100ml

【制法】　(Ⅰ)法:取稀盐酸与处方量约2/3的蒸馏水混合后,将胃蛋白酶撒在液面使膨胀溶解,必要时轻加搅拌,加甘油混匀,并加适量水至足量,即得。(Ⅱ)法:取胃蛋白酶加稀盐酸研磨,加蒸馏水溶解后加入甘油,再加水至足量混匀,即得。

【用途】　有助于消化蛋白质,常用于因食蛋白性食物过多所致消化不良,病后恢复期消化功能减退以及慢性萎缩性胃炎、胃癌、恶性贫血所致的胃蛋白酶缺乏。

【质量检查】　比较用两种方法制备的胃蛋白酶合剂质量,可用活力试验考察(参见本实验附录)。

【注意事项】

(1)胃蛋白酶易吸潮,称取时宜迅速。

(2)胃蛋白酶在 pH 1.5~2.0 时活性最强,但盐酸的量不可超过 0.5％,否则会破坏其活性,亦不可直接将其加至未经稀释的盐酸中。因此,在配制时,需将盐酸稀释后充分搅拌,再加胃蛋白酶。

(3)强力搅拌及用棉花、滤纸过滤等均会影响本品的活性和稳定性。在该液中 pH 小于胃蛋白酶等电点(pH 2.75~3.00),故胃蛋白酶带正电荷,而过滤时,润湿的滤纸或棉花(带负电荷)会吸附胃蛋白酶。因此,必要时,可将滤材先用少许与胃蛋白酶合剂浓度相同的稀盐酸冲洗,以中和滤材表面电荷,从而消除吸附现象。

(4)胃蛋白酶的消化活力应为 1：3000,即每克胃蛋白酶至少能使凝固蛋白 3000g 完全消化,若用其他规格,其用量应按处方量折算。

(5)处方中 20％的甘油具有保持胃蛋白酶活力和调味的作用。

五、实验结果与讨论

1.描述复方碘溶液外观性状,观察碘化钾溶解的水量与加入碘的溶解速度。

2.在薄荷水处方中比较三种不同处方、不同方法制备的异同,记录于表 7-1 中。

表 7-1　不同方法制得薄荷水的性状

分散剂	pH	澄明度	臭味
滑石粉			
轻质碳酸镁			
活性炭			

3.描述两种方法制成的胃蛋白酶合剂的外观性状,记录凝乳时间于表 7-2 中,并计算相应的活力。

表 7-2　胃蛋白酶活力测定结果

胃蛋白酶合剂制备方法	凝乳时间	活力单位
(Ⅰ)法		
(Ⅱ)法		

六、思考题

1.分析本实验中各处方中各种组分的作用。

2.制备薄荷水时加入滑石粉的作用是什么? 还可选用哪些具有类似作用的物质? 欲制得澄明液体的关键操作是什么?

3.简述影响胃蛋白酶活力的因素及其预防措施。

七、附录 胃蛋白酶活力试验

1.精密吸取本品0.1ml,置于试管中,另用吸管加入牛乳醋酸钠混合液5ml,从开始加入时计时,迅速加毕,混匀,将试管倾斜,注视沿管壁流下的牛乳,至开始出现乳酪蛋白的絮状沉淀为止,停止计时,记录凝固牛乳所需的时间。以上试验均需在25℃进行。

2.醋酸钠缓冲液:取冰醋酸92g和氢氧化钠43g,分别溶于适量蒸馏水中,将两液混合,补加蒸馏水至1000ml,此溶液的pH为5。

3.牛乳醋酸钠混合液:取等体积的醋酸钠缓冲液和鲜牛奶混合均匀即得。此混合液在室温密闭贮存,可保存2周。

4.计算:胃蛋白酶活力愈强,凝固牛乳愈快,即凝固牛乳所需时间愈短,故规定凡胃蛋白酶能使牛乳在60s末凝固时的活力强度称为1活力单位。为此,20s末凝固的则为60/20,即3个活力单位,最后换算到每毫升供试液的活力单位。

II 混悬型液体制剂的制备

一、实验目的

1.掌握混悬型液体制剂的一般制备方法。
2.熟悉按药物性质选用合适的稳定剂,用以制备稳定混悬剂的方法。
3.熟悉混悬型液体制剂质量评定方法。

二、实验原理

混悬型液体制剂,简称混悬剂(suspension),系指难溶性固体药物以细小颗粒($>0.5\mu m$)分散在液体分散介质中形成的非均相分散体系,可供口服、局部外用和注射等。

混悬剂除具备一般液体制剂的要求外,还应有一定的质量要求:外观微粒细腻,分散均匀;微粒沉降较慢,下沉的微粒经振摇能迅速分散均匀,不应结成饼块;微粒大小及液体黏度均应符合用药要求,易于倾倒且分剂量准确;外用混悬型液体制剂应易于涂布,且不易被擦掉或流失。为安全起见,剧毒药不应制成混悬剂。

混悬剂的稳定剂一般分为三类:①助悬剂;②润湿剂;③絮凝剂与反絮凝剂。

由于重力的作用,混悬剂中的固体微粒在放置过程中会发生沉降,其沉降速度服从Stoke's定律:

$$V = \frac{2r^2(\rho_1 - \rho_2)g}{9\eta} \tag{7-1}$$

式中,V为沉降速度;r为混悬粒子半径;ρ_1为混悬粒子密度;ρ_2为分散介质密度;η为分散介质的黏度;g为重力加速度。

根据Stoke's定律,要制备沉降缓慢的混悬剂,首先应考虑减小微粒半径(r),再减小固体微粒与分散介质间的密度差($\rho_1 - \rho_2$),或增加分散介质黏度(η)。因此,制备混悬型液体制剂,应先将药物研细,并加入助悬剂,如天然高分子化合物、半合成纤维素衍生物和糖浆等,以增加分散介质黏度。

　　混悬剂中微粒的分散度大,具有较高的表面自由能,体系处于不稳定状态,微粒有聚集的倾向(降低表面自由能),因此在混悬剂中加入表面活性剂(润湿剂)以降低固液界面张力,可有效地使疏水性药物被水润湿,又可以克服微粒由于吸附空气而漂浮的现象(如硫磺粉末分散在水中时),提高体系的稳定性。

　　混悬剂中的微粒由于发生解离或吸附而带电,具有双电层结构和电动电位（ζ电位）,通过向混悬剂中加入适量的电解质(絮凝剂,与微粒表面所带电荷相反),使微粒 ζ 电位降低到 $\pm 20 \sim \pm 25 \text{mV}$ 时,微粒间的电性斥力稍低于引力,则微粒互相接近形成疏松的聚集体(絮凝),使微粒的总表面积减小,表面自由能下降,提高混悬剂的稳定性,一经振摇又可再分散恢复成均匀的混悬液。有时,为了增加混悬剂的流动性,可以加入适量的与微粒表面电荷相同的电解质(反絮凝剂),使 ζ 电位增大,由于同性电荷相斥而减少了微粒的聚集,使沉降体积变小,混悬液流动性增加,易于倾倒,适用于短时间内应用的混悬型。

　　混悬剂的制备方法有分散法与凝聚法。

　　分散法:将固体药物粉碎成符合要求的微粒,再根据主药的性质加入适宜稳定剂,混悬于分散介质中。亲水性药物先干研至一定细度,再加液研磨(通常 1 份固体药物,加 0.4～0.6 份液体为宜)至适宜的分散度后加剩余液体至全量;疏水性药物则先用润湿剂或高分子溶液研磨,使药物颗粒润湿,最后加分散介质稀释至总量。

　　凝聚法:将离子或分子状态的药物借助物理或化学方法凝聚成微粒,再混悬于分散介质中形成混悬剂。化学凝聚法是用两种或两种以上的药物分别制成稀溶液,混合并急速搅拌,使产生化学反应生成不溶性微粒,制成混悬型液体制剂;物理凝聚法往往通过改变溶剂或浓度,使药物的溶解度明显下降而析出沉淀,此时溶剂改变时的搅拌速度越剧烈,析出的沉淀越细,所以在配制合剂时,常将酊剂、醑剂缓缓加入到水中并快速搅拌,使制成的混悬剂细腻,颗粒沉降缓慢。

　　混悬剂的质量评定包括微粒大小的测定、沉降容积比、絮凝度、重新分散试验和流变学测定等。微粒大小直接关系到混悬剂的质量、稳定性、药效、生物利用度,是评定混悬剂质量的重要指标。沉降容积比、流变学测定和絮凝度可评价混悬剂稳定性,助悬剂、絮凝剂、处方设计的优劣。重新分散试验可保证混悬剂的均匀性和剂量准确。

　　混悬剂成品的标签上应注明"用时摇匀"。

三、实验器材与试剂

　　1.器材　乳钵、具塞量筒或有刻度试管、烧杯、量筒、普通天平等。
　　2.试剂　氧化锌(细粉)、炉甘石、甘油、甲基纤维素、西黄蓍胶、三氯化铝、枸橼酸钠、樟脑、樟脑醑、硫酸钡、硫磺、硫酸锌、5%新洁尔灭溶液、聚山梨酯-80、蒸馏水等。

四、实验内容与方法

(一)炉甘石洗剂的制备
比较不同稳定剂对本制剂的稳定作用。
【处方】　按表7-3配制炉甘石洗剂。

表 7-3　炉甘石洗剂处方

处方号	1	2	3	4	5	6
炉甘石(g)	3.0	3.0	3.0	3.0	3.0	3.0
氧化锌(g)	1.5	1.5	1.5	1.5	1.5	1.5
液化酚(ml)	0.15	0.15	0.15	0.15	0.15	0.15
甘油(g)	1.5	1.5	1.5	1.5	1.5	1.5
西黄蓍胶(g)	0.15					
羧甲基纤维素钠胶浆(g)		0.15				
聚山梨酯-80 溶液(ml)			0.6			
三氯化铝溶液(ml)				0.036		
枸橼酸钠溶液(ml)					0.15	
加蒸馏水至(ml)	30.0	30.0	30.0	30.0	30.0	30.0

【制法】

1. 取过 120 目筛的炉甘石、氧化锌于乳钵中,用少量的水加液研磨成糊状,再加液化酚、甘油研匀,最后加水至 30ml 研匀,即为对照管 6。

2. 将各稳定剂分别按处方量配成胶浆或溶液(10ml),可用此胶浆或溶液进行加液研磨,按 1 法操作,即得 1～5 号处方的洗剂。注意各处方配制时应力求平行操作。

【用途】　有轻度收敛止痒作用。局部涂搽用于急性湿疹、亚急性皮炎。

【质量检查】

1. 外观:观察上述各混悬液的外观,并记录。

2. 沉降容积比:将以上 6 个处方的洗剂,分别倒入 6 个有刻度的量筒或试管中,塞住管口同时振摇相同次数,分别放置 5、10、30、60、90min 和 120min 后,记录各个时刻的沉降高度(H_0 为初总高度,H 为放置后的沉降高度),计算各个放置时间的沉降容积比(F),$F = H/H_0$。

3. 再分散性:上述各混悬剂在放置 120min 后将试管倒置翻转(即 ±180° 为一次),记录试管底沉降物分散完全的翻转次数。

【注意事项】

1. 各处方应同法操作,第一次加液量及研磨力尽可能一致。

2. 在西黄蓍胶和羧甲基纤维素钠胶浆配制时需要充分溶胀方可溶解,也可以先加入溶剂,然后将物料边撒边搅拌加速其溶胀过程。

3. 选用刻度试管或量筒,尽可能大小粗细一致,记录高度用"ml",或者用格尺直接量取高度计算。

(二)复方硫磺洗剂的制备

洗剂系指专供涂抹、敷于皮肤的外用液体制剂。洗剂一般轻涂于皮肤或用纱布蘸取敷于皮肤上应用。

【处方】　按表 7-4 配制。

表 7-4 复方硫磺洗剂处方

处方量	Ⅰ	Ⅱ	Ⅲ
沉降硫磺(g)	3	3	3
硫酸锌(g)	3	3	3
樟脑醋(ml)	25	25	25
甘油(ml)	10	10	10
5%苯扎溴铵溶液(ml)		0.4	
聚山梨酯-80 溶液(ml)			0.25
蒸馏水加至(ml)	100	100	100

【制法】

处方Ⅰ:取沉降硫磺置乳钵内,加入甘油充分研磨,缓缓加入硫酸锌溶液(将硫酸锌溶于25ml 水中过滤)。缓缓加入樟脑醋,最后加入适量蒸馏水至全量,研匀即得。

处方Ⅱ:制法同处方Ⅰ(加甘油后加 5%新洁尔灭溶液)。

处方Ⅲ:制法同处方Ⅰ(加甘油后加聚山梨酯-80 溶液)。

【用途】 本品具有保护皮肤与抑制皮脂分泌的作用。适用于皮脂溢处、痤疮及酒糟鼻等。

【质量检查】 外观、沉降容积比、再分散性,具体方法参见"炉甘石洗剂的制备"。

【注意事项】

1.药用硫磺由于加工处理的方法不同,分为精制硫、沉降硫、升华硫。其中以沉降硫的颗粒最细,易制成细腻而易于分散的成品,故选用沉降硫磺为佳。

2.硫磺为强疏水性物质,不易被水润湿,颗粒表面易吸附空气而形成气膜,故易集聚浮于液面。在制备混悬剂时,应先以甘油润湿研磨,增加表面亲水性,使其易与其他药物混悬均匀。

3.樟脑醋为樟脑的浓乙醇溶液,应以细流缓缓加入,并急速搅拌,使樟脑不致析出大颗粒。

4.本品禁用软肥皂作为润湿剂,因它可与处方中的硫酸锌生成不溶性二价皂。

五、实验结果与讨论

(一)炉甘石洗剂

1.将炉甘石洗剂各处方沉降容积比 F 及沉降物再分散实验测定结果填入表 7-5 中。

表 7-5 炉甘石洗剂各处方沉降容积比结果及沉降物再分散需翻转的次数

时间 (min)	处方号											
	1		2		3		4		5		6	
	H	F	H	F	H	F	H	F	H	F	H	F
0												
10												
30												
60												
90												
120												
翻转次数												

2.以沉降容积比 F 为纵坐标,时间为横坐标,绘出炉甘石洗剂各处方的沉降曲线,比较不同稳定剂的作用。

(二)复方硫磺洗剂的制备

1.将复方硫磺洗剂各处方沉降容积比 F 及沉降物再分散实验测定结果填入表 7-6 中。

表 7-6　复方硫磺洗剂各处方沉降容积比结果及沉降物再分散需翻转的次数

时间(min)	处方号					
	1		2		3	
	H	F	H	F	H	F
0						
10						
30						
60						
90						
120						
翻转次数						

2.以沉降容积比 F 为纵坐标,时间为横坐标,绘出复方硫磺洗剂各处方的沉降曲线,比较不同润湿剂的润湿效果。

六、思考题

1.分析炉甘石洗剂与复方硫磺洗剂在制备方法上有何不同? 为什么?

2.根据实验结果,判断各炉甘石洗剂的优劣和分析各种添加剂的作用。

3.将樟脑醑加到水中时,注意观察所发生的现象,分析原因,讨论如何使产品微粒不至于太粗。

4.混悬剂的稳定性与哪些因素有关?

Ⅲ　乳剂的制备

一、实验目的

1.掌握乳剂的一般制备方法及常用乳剂类型的鉴别方法。

2.比较不同乳化剂及乳化方法制备乳剂的液滴粒度。

3.了解油被乳化所需 HLB 值的筛选方法。

二、实验原理

乳剂(emulsion),也称乳浊液,是指两种互不相溶的液体混合,其中一种液体以小液滴的状态分散在另一种液体中形成的非均相液体分散体系。分散的液滴称为分散相(dispersed phase)、内相或非连续相;包在液滴外面的液相称为分散介质(dispersed medium)、外相或连续相。乳剂的类型分为单乳剂[水包油（O/W）型、油包水（W/O）型]和复合乳剂（W/O/W型、O/W/O型）。乳剂的类型主要取决于乳化剂的种类、性质及两相体积比,常用的鉴别方法有稀释法（水）和染色镜检法（水/油性染料）。

乳剂的分散相液滴直径一般在 $0.1\sim100\mu m$ 范围,总表面积大,表面自由能大,因而是一种热力学不稳定的分散体系,其处方中除分散相和连续相外,还需加入乳化剂,以提高稳定性,并且需在一定的机械力作用下进行分散。乳化剂的作用是通过显著降低油水两相间的界面张力,并在乳滴表面形成牢固的乳化膜,防止液滴相遇时发生合并,从而有利于形成乳剂并提高其稳定性。

常用的乳化剂有:①表面活性剂,包括阴离子型乳化剂、非离子型乳化剂、两性离子型乳化剂;②天然乳化剂,如阿拉伯胶、西黄蓍胶、明胶等;③固体微粒乳化剂,如二氧化硅、氢氧化钙、皂土等;④辅助乳化剂,如十八醇、硬脂酸、纤维素类等。乳化剂的选择应根据乳剂的类型、乳化剂性能及给药途径而定。

乳化剂通常为表面活性剂,HLB值是表示其分子中的亲水基团和亲油基团所起作用的相对强弱。HLB值越大,亲水性越强,形成的乳剂为O/W型;反之则亲油性越强,形成的乳剂为W/O型。应根据油被乳化生成某种类型的稳定乳剂所要求的最佳HLB值,选择合适的乳化剂。然而,单一乳化剂的HLB值不一定恰好与乳剂所需的最佳HLB值相适应,所以常常将两种不同HLB值的乳化剂混合使用,以获得最适宜HLB值。混合乳化剂的HLB值为各个乳化剂HLB值的加权平均值。可采用乳化法测定油被乳化所需最佳HLB值。该法是将两种已知HLB值的乳化剂,按不同重量比例混合,制成一系列HLB值的混合乳化剂,然后用适当方法制成一系列乳剂,在室温或加速实验（如离心法等）条件下,观察乳滴的分散度、均匀度、乳析速度等稳定性指标,将稳定性最佳乳剂所用乳化剂的HLB值定为油相所需HLB值。

乳剂的制备方法有油中乳化剂法（干胶法）、水中乳化剂法（湿胶法）、新生皂法和机械法等。通常小量制备时可在乳钵中研磨或在瓶中振摇制得,大量制备可用搅拌机、乳匀机、胶体磨等器械完成。

干胶法制备乳剂的工艺流程如下:

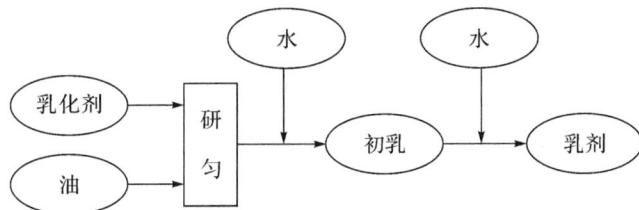

湿胶法制备乳剂的工艺流程如下:

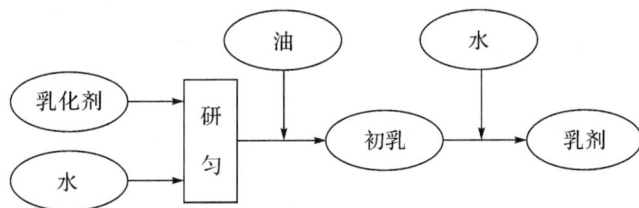

新生皂法制备乳剂的工艺流程如下:

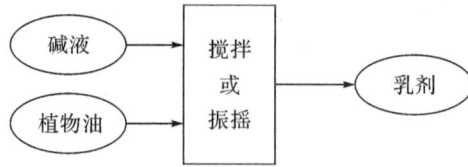

三、实验器材与试剂

1.器材 乳钵、具塞玻璃瓶、具塞刻度试管、烧杯、量筒、载玻片、盖玻片、离心管、普通天平、分光光度计、显微镜、乳匀机、胶体磨、容量瓶等。

2.试剂 阿拉伯胶粉、西黄蓍胶粉、花生油、豆油、鱼肝油、液体石蜡、氢氧化钙溶液、豆磷脂、1%糖精钠溶液、5%尼泊金乙酯醇溶液、香精、苏丹红溶液、亚甲蓝溶液。

四、实验内容与方法

(一)液状石蜡乳

【处方】

液状石蜡	12ml
阿拉伯胶粉	4g
西黄蓍胶粉	0.5g
5%尼泊金乙酯醇溶液	0.1ml
1%糖精钠溶液	0.3ml
香精	适量
蒸馏水	加至 30ml

【制法】 干胶法:将阿拉伯胶与西黄蓍胶粉置干燥乳钵中,加入液状石蜡,稍加研磨,使胶粉分散后,加蒸馏水 8ml,不断沿同一方向研磨至发出"噼啪"声,形成浓厚的乳状液,即成初乳,再加水 5ml 研磨后,加入尼泊金乙酯醇溶液、糖精钠溶液、香精和适量蒸馏水至30ml,研匀即得。

【用途】 轻泻剂。液状石蜡系矿物性油,在肠中不吸收、不消化,对肠壁及粪便起润滑作用,并能阻抑肠内水分的吸收,促进排便,因而可用于治疗便秘,特别适用于高血压、动脉瘤、疝气及手术后便秘的患者,可以减轻排便用力的痛苦。

【质量检查】

1.鉴别乳剂的类型:分别用稀释法和染色镜检法鉴别

(1)稀释法:取试管 1 支,加入乳剂 1 滴,再加入蒸馏水约 5ml,振摇、翻转数次,观察混合情况,并判断乳剂所属类型(能与水均匀混合者为 O/W 型乳剂,反之则为 W/O 型乳剂)。

(2)染色镜检法:取同种乳剂(少量)两份分别涂在载玻片上,一份用苏丹红溶液(油溶性染料)染色,另一份用亚甲蓝溶液(水溶液性染料)染色,在显微镜下观察并判断乳剂所属类型(苏丹红均匀分散者为 W/O 型乳剂,亚甲蓝均匀分散者为 O/W 型乳剂)。

2.显微镜法测定乳滴的直径

取乳剂少许置载玻片上,加盖玻片后在显微镜下观察乳滴形状并测定其粒径大小,记录最大和最多乳滴的直径。

【注意事项】

1. 液状石蜡乳是用干胶法制成的 O/W 型乳剂,在制备初乳时所用油、水、胶的比例约为 3∶2∶1。当制备初乳时,若添加的水量不足或加水过慢,极易形成 W/O 型初乳,此时再研磨加水稀释也难以转变成 O/W 型,形成后亦极易破裂;若添加水量过多,因外相水液的黏度较低,不能把油很好地分散成油滴,制成的乳剂也不稳定和容易破裂,故在操作上应严格遵守用干胶法制备初乳的各项要求,所需之水须一次加入。

2. 制备初乳时所用乳钵必须是干燥的,研磨时需用力均匀,向一个方向不停地研磨,直至初乳形成,关键是用力,不停歇。

3. 镜检时要分清乳滴和气泡。

4. 阿拉伯胶乳化能力较弱,常与西黄蓍胶合用(增加乳剂的黏滞度,避免分层),混合比例为西黄蓍胶 1 份,阿拉伯胶 8～16 份。

5. 处方中糖精钠和香精为矫味剂,尼泊金乙酯为防腐剂。

(二)石灰搽剂

【处方】

氢氧化钙溶液	10ml
花生油	10ml
共制成	20ml

【制法】　新生皂法:取氢氧化钙溶液与花生油,置有塞玻璃瓶中,加盖用力振摇至乳剂生成。

【用途】　用于轻度烫伤。具有收敛、保护、润滑、止痛等作用。

【质量检查】

1. 鉴别乳剂的类型:方法同前。

2. 显微镜法测定乳滴的直径:方法同前。

【注意事项】

1. 石灰搽剂是氢氧化钙与花生油中所含的少量游离脂肪酸经皂化反应形成钙皂后,再乳化花生油而生成的 W/O 型乳剂。

2. 其他常见的植物油如菜油、麻油、豆油、棉籽油等均可代替花生油,因为这些油脂也含有少量的游离脂肪酸。

(三)鱼肝油乳

【处方】

鱼肝油	25ml
阿拉伯胶粉	6.25g
西黄蓍胶粉	0.35g
5%尼泊金乙酯醇溶液	0.1ml
1%糖精钠溶液	0.5ml
香精	适量
蒸馏水	加至50ml

【制法】　干胶法:将阿拉伯胶粉与西黄蓍胶粉置干燥乳钵中,加入鱼肝油稍加研匀,使胶粉分散。一次加入 12.5ml 蒸馏水,迅速不断沿同一方向研磨至形成初乳,再加入尼泊金乙酯醇溶液、糖精钠溶液、香精和适量蒸馏水至 50ml,研匀即得。

【用途】　本品为营养药,用于维生素 A、D 缺乏症。

【质量检查】

1.鉴别乳剂的类型:方法同前。

2.显微镜法测定乳滴的直径:方法同前。

五、实验结果与讨论

1.绘制显微镜下乳滴的形态图。

2.将数据记录于表 7-7 中。对制得的乳剂质量加以分析讨论。

表 7-7　乳剂外观与染色镜检法观察结果

		液状石蜡乳		石灰搽剂		鱼肝油乳	
外观							
染色剂		内相	外相	内相	外相	内相	外相
	苏丹红						
	亚甲蓝						
最大粒径(μm)							
最多粒径(μm)							
结论							

六、思考题

1.分析液体石蜡乳的处方并说明各成分的作用。

2.石灰搽剂的制备原理是什么?属何种类型的乳剂?

3.干胶法与湿胶法的特点分别是什么?

4.如何鉴别乳剂类型?

实验 8　注射剂的制备

一、实验目的

1. 掌握注射剂的制备工艺过程及操作要点。
2. 掌握注射剂成品质量检查标准和检查方法，了解影响成品质量的因素。
3. 熟悉提高注射剂稳定性的方法。
4. 了解无菌与灭菌制剂生产工艺中的关键操作。

二、实验原理

注射剂系指将药物与适宜的溶剂或分散介质制成的供注入体内的溶液、乳状液或混悬液及供临用前配制或稀释成溶液或混悬液的粉末或浓溶液的无菌制剂。

注射剂按分散系统可分为四类，即溶液型注射剂、混悬型注射剂、乳剂型注射剂、注射用无菌粉末（无菌分装及冷冻干燥）。根据医疗上的需要，注射剂的给药途径可分为静脉注射、脊椎腔注射、肌肉注射、皮下注射和皮内注射等。注射剂的特点是起效迅速，剂量准确，特别是常用作急救危重病患者的静脉滴注的输液。由于注射剂直接注入体内，吸收快，所以对生产过程和质量控制的要求都极其严格。

注射剂的制备过程由五大部分组成，即水处理系统、容器的处理系统、处方配制和灌封系统、消毒灭菌系统以及灯检包装系统。本实验主要学习注射剂的处方配制和灌封及质量检测。

以溶液型注射剂制备过程为例，其工艺流程如下：

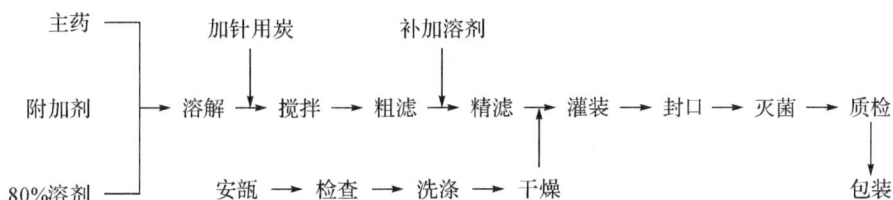

一个合格的注射剂必须是：①澄明度合格；②无菌；③无热原；④安全性合格（无毒性、溶血性和刺激性）；⑤在贮存期内稳定有效；⑥ pH 值应接近体液，一般控制在 4～9 范围内，特殊情况下可以适当放宽；⑦渗透压（大容量注射剂）与血浆渗透压相等或接近；⑧药物含量应符合要求。

其质量检查项目主要包括热原检查、无菌检查、澄明度检查、pH 值测定、装量检查、渗透压（大容量注射剂）和药物含量。

凡在水溶液中不稳定的药物，常制成注射用灭菌粉末，即无菌冻干粉针或无菌粉末分装粉针，以保证注射剂在贮存期内稳定、安全、有效。

三、实验器材与试剂

1. 器材　安瓿、垂熔玻璃漏斗、微孔滤膜及其装置、熔封机、滴定管、澄明度检查装置、天平、干燥箱、紫外分光光度计、容量瓶、玻璃棒、烧杯等。

2. 试剂　维生素 C、碳酸氢钠、醋酸、盐酸、依地酸二钠、针用活性炭、注射用水等。

四、实验内容与方法

5％维生素 C 注射剂制备。

【处方】

维生素 C	5.0g
碳酸氢钠	约 2.4g(调 pH 至 5.8～6.2)
乙二胺四乙酸二钠	0.005g
焦亚硫酸钠	0.2g
注射用水	加至 100ml

【制法】

1. 空安瓿的处理

空安瓿在用前先用去离子水冲刷外壁,然后向安瓿中灌入去离子水甩洗两次(如果安瓿清洁度差,须用 0.5％醋酸或盐酸溶液灌满,100℃加热 30min),再用蒸馏水甩洗两次,最后用澄明度合格的注射用水洗一次,120～140℃烘干,备用。

2. 注射液的配制

(1) 容器处理:配制用的一切容器,均需清洗保证洁净(用洗涤剂或硫酸清洁液处理洗净,临用前用新鲜注射用水荡洗),避免引入杂质及热原。

(2) 滤器等处理:

垂熔玻璃漏斗:先用水反冲(除去上次过滤留下的杂质),沥干后用洗液(1％～2％硝酸钠硫酸洗液)浸泡处理,用水冲净,最后用注射用水过滤至滤出水检查 pH 值不显酸性,并检查澄明度至合格为止。

微孔滤膜:常用的是由醋酸纤维素、硝酸纤维素混合酯组成的微孔滤膜。经检查合格的微孔滤膜(孔径 0.22μm 可用于除菌过滤,孔径 0.45μm 可用于一般过滤)浸泡于注射用水中 1h,煮沸 5min,如此反复 3 次,或用 80℃注射用水温浸 4h 以上,室温则需浸泡 12h,使滤膜中纤维充分膨胀,增加滤膜韧性。使用时用镊子取出滤膜且使毛面向上,平放在滤器的支撑网上(注意:滤膜不被皱褶或刺破),装好后应完整无缝隙,无泄漏现象,用注射用水过滤,滤出水澄明度合格,即可将滤器盖好备用。

乳胶管:先用水揉洗,再加适量 0.5％～1％氢氧化钠溶液,煮沸 30min,洗去碱水;加适量 0.5％～1％盐酸,煮沸 30min,用蒸馏水洗至中性,再加注射用水煮沸即可。

(3) 惰性气体处理:因维生素 C 极易氧化,故配制时需通惰性气体,常用的是氮气或二氧化碳。现在生产上常用的高纯氮,可不需处理,或仅分别通过 50％甘油、注射用水洗气瓶即可使用。使用纯度较低的二氧化碳时依次通过分别装有浓硫酸(除去水分)、1％硫酸铜(除去有机硫化物)、1％高锰酸钾溶液(除去微生物),最后通过注射用水(除去可溶性杂质和二氧化硫）。

(4)药液的配制：

1)注射用水：取注射用水 200ml，煮沸，放置至室温，或通入二氧化碳（约 20～30min）使其饱和，除去溶解其中的氧气，备用。

2)溶解：按处方称取乙二胺四乙酸二钠、焦亚硫酸钠，加入处方量 80％的注射用水中，溶解，加处方量维生素 C，不断搅拌至完全溶解。

3)调 pH：缓慢加碳酸氢钠粉末，搅拌溶解，调节药液 pH 值至 5.8～6.2。

4)活性炭吸附：加入 0.05％针用活性炭，室温搅拌 10min。

5)过滤：用布氏漏斗过滤除炭，补加除氧处理过的注射用水至全量，用 0.22μm 微孔滤膜精滤。

3.灌封

(1)灌注器的处理：首先要检查灌注器玻璃活塞是否严密不漏水，用洗液浸泡再抽洗灌注器（用水冲洗、用蒸馏水冲洗）至不显酸性，最后用注射用水抽洗至流出水澄明度检查合格，即可灌装药液备用。

(2)装量调节：在灌装前先调节灌注器装量，按药典规定适当增加装量，以保证注射液用量不少于标示量，如表 8-1 所示。

表 8-1　注射液的装量

标示装量 (ml)	增加量（ml）		标示装量 (ml)	增加量（ml）	
	易流动液	黏稠液		易流动液	黏稠液
0.5	0.10	0.12	10.0	0.50	0.70
1.0	0.10	0.15	20.0	0.60	0.90
2.0	0.15	0.25	50.0	1.0	1.5
5.0	0.30	0.50			

(3)熔封灯调节：熔封时要求火焰细而有力，燃烧完全。单焰灯在黄蓝两层火焰交界处温度最高；双焰灯的两火焰应有一定夹角，火焰交点处温度最高。

(4)灌封操作：将过滤合格（检查滤液澄明度）的药液，立即灌装于 2ml 安瓿中，2.15ml/支，通入二氧化碳于安瓿上部空间，随灌随封。灌装要求装量准确，药液不沾安瓿颈壁，以免在熔封时产生焦头。拉封时可将安瓿颈部放于火焰温度最高处，掌握好安瓿在火焰中停留时间，待玻璃完全软化，先用镊子夹住顶端慢拉，拉细处继续烧片刻，再拉断，避免拉细丝现象。熔封后的安瓿顶部应圆滑、无尖头或鼓泡等现象。

4.灭菌与检漏

灌封好的安瓿应及时灭菌，可用 100℃流通蒸气灭菌 15min。灭菌完毕后立即检漏，将安瓿放入 1％亚甲蓝或曙红溶液中，挑出药液被染色的安瓿。将合格安瓿外表面用水洗净、擦干，供质量检查用。

【用途】　临床用于预防及治疗坏血病，也用于急慢性传染性疾病及紫癜等辅助治疗等。

【质量检查】

1.pH 值测定：应为 5.0～7.0(2015 年版《中国药典》四部通则 0631)。

2. 含量测定：精密量取本品 2ml（约相当于维生素 C 0.1g），加蒸馏水 15ml 与丙酮 2ml，摇匀，放置 5min，加稀醋酸 4ml 与淀粉指示液 1ml，用碘滴定液（0.05mol/L）滴定，至溶液显蓝色并持续 30s 不褪，记录消耗碘液的体积。1ml 碘滴定液相当于 8.806mg 维生素 C。含量应为标示量的 93.0%～107.0%。

3. 颜色：取本品，用水稀释制成每毫升中含维生素 C 50mg 的溶液，照紫外可见分光光度法（2015 年版《中国药典》四部通则 0401），在 420nm 波长处测定，吸光度不得过 0.06。

4. 可见异物检查（澄明度）：除另有规定外，照可见异物检查法（2015 年版《中国药典》四部通则 0904）检查，应符合规定。

取检品数支，擦净安瓿外壁，必要时将药液转移至洁净透明的适宜容器内，将供试品置遮光板边缘处，在明视距离（指供试品至人眼的清晰观测距离，通常为 25cm），手持安瓿颈部轻轻旋转和翻转容器（但应避免产生气泡），使药液中可能存在的可见异物悬浮，用目检视药液中有无肉眼可见的玻屑、白点、纤维、焦头等异物，重复 3 次，总检查时限为 20s。（采用伞棚式装置，日光灯，无色溶液注射剂采用光照度为 1000～1500lx 的装置，有色溶液注射剂采用光照度为 2000～3000lx 的装置，检品至人眼的距离为 20～25cm。）

5. 装量：按 2015 年版《中国药典》四部通则 0102 检查方法进行。

供试品标示装量不大于 2ml 者，取供试品 5 支（瓶），2ml 以上至 50ml 者，取供试品 3 支（瓶）。开启时注意避免损失，将内容物分别用相应体积的干燥注射器及注射针头抽尽，然后缓慢连续地注入经标化的量入式量筒内（量筒的大小应使待测体积至少占其额定体积的 40%，不排尽针头中的液体），在室温下检视。每支（瓶）的装量均不得少于其标示量。

6. 无菌检查：照无菌检查法（2015 年版《中国药典》四部通则 1101）检查，应符合规定。

7. 热原：取本品，依法（2015 年版《中国药典》四部通则 1143）检查，剂量按家兔体重每千克注射 2ml，应符合规定，即每毫克维生素 C 中含内毒素量应小于 0.020EU。

注射剂的质量检查，除另有规定外，注射剂应按 2015 年版《中国药典》四部通则 0102 进行相应检查。

【注意事项】

1. 配液时，将碳酸氢钠加入维生素 C 溶液中时速度要慢，以防止产生大量气泡使溶液溢出，同时要不断搅拌，以防局部碱性过强，造成维生素 C 破坏。维生素 C 显强酸性，加入碳酸氢钠使其部分中和成钠盐，既可调节至维生素 C 较稳定的 pH 值 6.0 左右，又可避免酸性太强，在注射时产生疼痛。

2. 维生素 C 容易氧化，颜色变黄，致使含量下降，金属离子（特别是铜离子）可加速这一反应过程，同时 pH 值对其稳定性影响也较大。因此在处方中加入抗氧剂、通入二氧化碳、加入金属离子络合剂，同时加入碳酸氢钠，并在药液内和灌封时均通 CO_2 气体。在制备过程中应避免与金属用具接触。

3. 本品稳定性与温度有关，为减少维生素 C 氧化变色，灭菌时间控制在 100℃、15min。有实验证明用 100℃ 灭菌 30min，含量减少 3%，而 100℃ 灭菌 15min 只减少 2%。

五、实验结果与讨论

1. 将澄明度检查结果记录于表 8-2 中。

表 8-2 澄明度检查结果

检查 总数	废品数（支）						合格数 （支）	合格率 （%）
	玻屑	纤维	白点	焦头	其他	总数		

2.将质量检查各项结果记录于表 8-3 中，并进行分析讨论。

表 8-3 5%维生素 C 注射剂质量检查结果

检查项目	结 果
pH	
含量	
颜色	
装量	
可见异物	

六、思考题

1.制备易氧化药物的注射剂应注意哪些问题？

2.制备维生素 C 注射剂为什么要通入二氧化碳，不通可以吗？

3.维生素 C 注射剂可能产生的质量问题是什么？应如何控制工艺过程？

4.用 $NaHCO_3$ 调节维生素 C 注射剂的 pH 值，应注意什么问题？为什么？

实验 9　散剂的制备

一、实验目的

1. 掌握固体药物粉碎、过筛、混合的操作方法。
2. 掌握散剂的制备方法及其操作要点。
3. 熟悉等量递增的混合方法与散剂的常规质量检查方法。

二、实验原理

散剂是指药物与适宜的辅料经粉碎、均匀混合制成的干燥粉末状制剂,分为内服散剂和外用散剂。其外观应干燥、疏松、混合均匀、色泽一致,且装量差异限度、水分及微生物限度应符合规定。一般内服散剂应通过 5～6 号筛;用于消化道溃疡病的散剂应通过 7 号筛;儿科和外用散剂应通过 7 号筛;眼用散剂则应通过 9 号筛。

散剂的制备工艺流程如下:

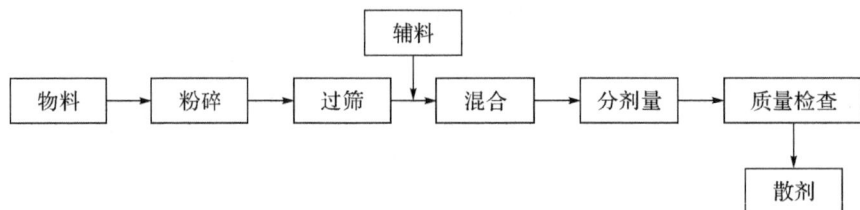

物料 → 粉碎 → 过筛 → 混合（辅料）→ 分剂量 → 质量检查 → 散剂

散剂的制法较为简便,但混合操作是制备散剂的关键,直接关系到剂量准确、用药安全与有效。目前实验室常用的混合方法有过筛混合与研磨混合法,工业生产采用搅拌混合和容器旋转混合法。若含毒性成分散剂,因剂量小,常在制备时添加一定比例的辅料制成倍散,药物与辅料比例相差悬殊(1:10 或 1:100 等),应采用等量递增法混合。散剂一般采取密封包装与密闭贮藏,避免贮藏过程中吸潮、变质。

三、实验器材与试剂

1. 器材　研钵、天平、搪瓷盘、牛角匙、药筛、称量纸、烘箱等。
2. 试剂　硫酸阿托品、乳糖、胭脂红、冰片、硼砂、朱砂、玄明粉等。

四、实验内容与方法

(一)硫酸阿托品倍散

【处方】

硫酸阿托品	0.1g
胭脂红乳糖(1.0%)	0.1g
加乳糖至	10g

【制法】　1‰胭脂红乳糖的配制:取胭脂红 0.1g,置研钵中加入乙醇 1～2ml,研磨使溶解,再按等量递增法加入乳糖 9.9g,研匀,50～60℃干燥,过筛即得。

研磨乳糖使研钵饱和后将剩余乳糖倾出,将硫酸阿托品与等容的 1‰胭脂红乳糖置研钵中研匀,再以等量递加法逐渐加入乳糖,充分研匀,待色泽均匀一致后,分装,0.1g/包。

【用途】　抗胆碱药,抑制腺体分泌,散大瞳孔,解除平滑肌痉挛,常用于胃肠道、肾、胆绞痛等。

【质量检查】

1.外观均匀度(肉眼或显微镜观察)。

2.粒度检查。

3.装量差异。

【注意事项】　本品以胭脂红为着色剂,方便观察混合均匀度,以保证散剂混合的均匀性,并且将不同稀释度散剂间及其与原药间相区别。

(二)冰硼散

【处方】

冰片	1g
硼砂(炒)	10g
朱砂	1.2g
玄明粉	10g

【制法】　朱砂水飞或粉碎成极细粉,其他各药研细,过 6 号筛。先将朱砂与玄明粉套研均匀,再与硼砂研和,过筛,然后加入冰片研匀,过筛即得。

【用途】　清热解毒,消肿止痛。用于咽喉肿痛,牙龈肿痛,口舌生疮。

【质量检查】

1.外观均匀度(肉眼或显微镜观察)。

2.粒度检查。

3.水分检查。

(三)散剂常规质量检查

除另有规定外,散剂应进行以下相应检查。

【外观均匀度】　取供试品适量,置光滑纸上,平铺约 5cm²,将其表面压平,在明亮处观察,应色泽均匀,无花纹与色斑。

【粒度】　除另有规定外,化学药局部用散剂和用于烧伤或严重创伤的中药局部用散剂及儿科用散剂,照下述方法检查,应符合规定:

除另有规定外,取供试品 10g,精密称定,照粒度和粒度分布测定法(2015 年版《中国药典》四部通则 0982 单筛分法)测定。化学药散剂通过 7 号筛(中药通过 6 号筛)的粉末重量,不得少于 95%。

【水分】　中药散剂照水分测定法(2015 年版《中国药典》四部通则 0832)测定,除另有规定外,不得过 9.0%。

【干燥失重】　化学药和生物制品散剂,除另有规定外,取供试品,照干燥失重测定法(2015 年版《中国药典》四部通则 0831)测定,在 105℃干燥至恒重,减失重量不得过 2.0%。

【装量差异】 单剂量包装的散剂,照下述方法检查,应符合规定:

除另有规定外,取供试品 10 袋(瓶),分别精密称定每袋(瓶)内容物的重量,求出内容物的装量与平均装量。每袋(瓶)装量与平均装量相比较(凡有标示装量的散剂,每袋装量应与标示装量相比较),按表 9-1 中的规定,超出装量差异限度的散剂不得多于 2 袋(瓶),并不得有 1 袋(瓶)超出装量差异限度的 1 倍。

表 9-1 散剂单剂量装量差异限度

平均装量或标示装量	装量差异限度(中药、化学药)	装量差异限度(生物制品)
0.1g 及 0.1g 以下	$\pm 15\%$	$\pm 15\%$
0.1g 以上至 0.5g	$\pm 10\%$	$\pm 10\%$
0.5g 以上至 1.5g	$\pm 8\%$	$\pm 7.5\%$
1.5g 以上至 6.0g	$\pm 7\%$	$\pm 5\%$
6.0g 以上	$\pm 5\%$	$\pm 3\%$

凡规定检查含量均匀度的化学药和生物制品散剂,一般不再进行装量差异的检查。

五、实验结果与讨论

将散剂的成品质量检查结果填入表 9-2,并讨论结果。

表 9-2 散剂质量检查结果

处方	外观均匀度	粒度	水分(%)	干燥失重(%)	装量差异
硫酸阿托品倍散					
冰硼散					

六、思考题

1. 散剂混合操作时应注意哪些问题?
2. 何谓等量递加法,这种方法有何优点?

实验 10　颗粒剂的制备

一、实验目的

1. 掌握颗粒剂的制备方法及其操作要点。
2. 熟悉颗粒剂的常规质量检查方法。

二、实验原理

颗粒剂系指药物(或药材提取物)与适宜的辅料配合而制成的干燥颗粒状制剂,可分为可溶性颗粒剂、混悬性颗粒剂和泡腾性颗粒剂等。中药经提取、精制、浓缩等工序制成浸膏,加入糖粉、糊精等赋形剂(不同浓度乙醇作为润湿剂)制成颗粒,经干燥、整粒即得颗粒剂。

颗粒剂(西药)的制备工艺流程如下:

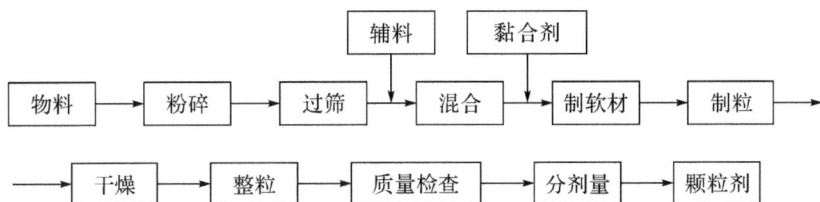

```
                        辅料        黏合剂
                         ↓           ↓
  物料 → 粉碎 → 过筛 → 混合 → 制软材 → 制粒 →
```
```
  → 干燥 → 整粒 → 质量检查 → 分剂量 → 颗粒剂
```

颗粒剂(中药)的制备工艺流程如下:

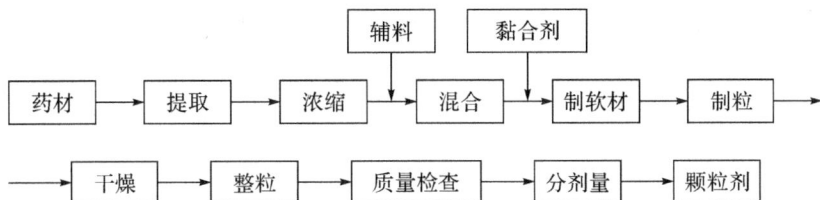

```
                        辅料        黏合剂
                         ↓           ↓
  药材 → 提取 → 浓缩 → 混合 → 制软材 → 制粒 →
```
```
  → 干燥 → 整粒 → 质量检查 → 分剂量 → 颗粒剂
```

1. 原辅料的处理:根据药材的有效成分不同,可采用不同的溶剂和方法进行提取,一般多用煎煮法提取有效成分。

2. 制颗粒:掌握湿法制粒的操作方法。加辅料的量一般不超过清膏量的 5 倍,以手握之成团、触之即散即可;如果软材不易分散,可用乙醇调整干湿度,以降低黏性,易于过筛,并使颗粒易于干燥。

3. 干燥与整粒:湿颗粒立即在 60～80℃常压干燥。整粒后将芳香挥发性物质、对湿热不稳定的药物加到干颗粒中。

4. 颗粒剂易吸潮变质,为保证颗粒剂质量,应选择适宜的包装材料进行包装。

三、实验器材与试剂

1. 器材　研钵、天平、搪瓷盘、牛角匙、药筛、称量纸、烘箱等。
2. 试剂　板蓝根、糊精、糖粉、大青叶、连翘、草河车等。

四、实验内容与方法

(一)板蓝根颗粒

【处方】

板蓝根	50g
蔗糖粉	适量
糊精	适量

【制法】 取板蓝根 50g,加水适量浸泡半小时后煎煮 2h,滤出煎液,再加水适量煎煮 1h,合并煎液,过滤,滤液浓缩至适量(约 50ml),加乙醇使含醇量为 60%,边加边搅拌,静置 使之沉淀,取上清液回收乙醇,浓缩至相对密度为 1.30~1.33(80℃)的清膏(约 1∶4,即 1 份清膏相当于 4 份药材),加入适量蔗糖粉与糊精的混合物(蔗糖粉∶糊精＝3∶1)及适量 70%乙醇,拌合成软材,挤压过筛(12~14 目)制颗粒,60℃干燥,整粒,按每袋相当于板蓝根 10g 分装于塑料袋中,密封即得。

【用途】 清热解毒、凉血利咽、消肿。用于扁桃腺炎、腮腺炎、咽喉肿痛,防治传染性肝 炎、小儿麻疹等。

【质量检查】

1. 粒度。

2. 水分。

3. 溶化性。

4. 装量差异。

【注意事项】

1. 糊精、蔗糖粉应选用优质干燥品,蔗糖粉碎后应立即使用。对受潮的蔗糖粉、糊精投 料前应另行干燥,并过 60 目筛后使用。

2. 浓缩后的清膏黏稠性大,与辅料混合时应充分搅拌,至色泽均匀为止。

3. 稠膏应具适宜的相对密度,在制软材中必要时可加适当浓度乙醇,调整软材的干湿 度,以利于制粒与干燥。干燥时注意温度不宜过高,并应及时翻动。

4. 稠膏与蔗糖粉、糊精混合时,稠膏的温度在 40℃左右为宜,若温度过高会使蔗糖粉融 化,软材黏性太强,使颗粒坚硬;若温度过低,则难以混合均匀。

5. 蔗糖粉能增加颗粒硬度,兼有矫味作用。

6. 糊精使颗粒易于成型,不仅选择高溶性者,而且其用量不宜过大,否则会影响加水溶 化后的澄明度。

(二)感冒退热颗粒

【处方】

大青叶	50g
连翘	50g
板蓝根	25g
草河车	25g
糊精	适量

【制法】 取以上四味药煮2次,第一次加水8倍量,待沸后,以小火保持微沸状态0.5～1h,第二次加水6倍量,煮沸10～30min。合并煎煮液后用双层纱布过滤。滤液常压浓缩,先直火加热,浓缩到一定稠度后,改用低温水浴浓缩至1:1(1g稠膏相当于原药材1g),相对密度约为1.08(90～95℃)。浓缩液加一倍量95%乙醇,边加边搅拌,静置1h,过滤,滤液回收乙醇并继续浓缩至1:(4～5)(1ml相当于原药材4～5g),相对密度为1.38～1.40(60～65℃)。上述浸膏加入适量蔗糖粉与糊精的混合物(蔗糖粉:糊精＝3:1.25)混匀,以适量95%乙醇为润湿剂制成软材,过12目药筛,制粒,湿颗粒于60℃左右干燥,整粒,分装,每袋18g,即得。

【用途】 清热解毒。用于上呼吸道感染、急性扁桃体炎、咽喉炎。

【质量检查】

1.粒度。

2.水分。

3.溶化性。

4.装量差异。

(三)颗粒剂常规质量检查

除另有规定外,颗粒剂应进行以下相应检查:

【粒度】 除另有规定外,照粒度和粒度分布测定法(2015年版《中国药典》四部通则0982第二法双筛分法)测定,不能通过一号筛与能通过五号筛的总和不得超过15%。

【水分】 中药颗粒剂照水分测定法(2015年版《中国药典》四部通则0832)测定,除另有规定外,水分不得超过8.0%。

【干燥失重】 除另有规定外,化学药品和生物制品颗粒剂照干燥失重测定法(2015年版《中国药典》四部通则0831)测定,于105℃干燥(含糖颗粒应在80℃减压干燥)至恒重,减失重量不得超过2.0%。

【溶化性】 除另有规定外,颗粒剂照下述方法检查,溶化性应符合规定:

可溶颗粒检查法 取供试品10g(中药单剂量包装取1袋),加热水200ml,搅拌5min,立即观察,可溶颗粒应全部溶化或轻微浑浊。

泡腾颗粒检查法 取供试品3袋,将内容物分别转移至盛有200ml水的烧杯中,水温为15～25℃,应迅速产生气体而呈泡腾状,5min内颗粒均应完全分散或溶解在水中。

颗粒剂按上述方法检查,均不得有异物,中药颗粒还不得有焦屑。

混悬颗粒以及已规定检查溶出度或释放度的颗粒剂可不进行溶化性检查。

【装量差异】 单剂量包装的颗粒剂按下述方法检查,应符合规定:

取供试品10袋(瓶),除去包装,分别精密称定每袋(瓶)内容物的重量,求出每袋(瓶)内容物的装量与平均装量。每袋(瓶)装量与平均装量相比较[凡无含量测定的颗粒剂或有标示装量的颗粒剂,每袋(瓶)装量应与标示装量比较],超出装量差异限度的颗粒剂不得多于2袋(瓶),并不得有1袋(瓶)超出装量差异限度的1倍(见表10-1)。

表 10-1 颗粒剂单剂量装量差异限度

平均装量或标示装量	装量差异限度
1.0g 及 1.0g 以下	±10%
1.0g 以上至 1.5g	±8%
1.5g 以上至 6.0g	±7%
6.0g 以上	±5%

凡规定检查含量均匀度的颗粒剂,一般不再进行装量差异检查。

五、实验结果与讨论

将制备的颗粒剂成品质量检查结果填入表 10-2 中,并讨论。

表 10-2 颗粒剂质量检查结果

处方	外观	粒度	水分(%)	干燥失重(%)	溶化性	装量差异
板蓝根颗粒						
感冒退热颗粒						

六、思考题

1. 制备颗粒剂时应注意哪些问题?

2. 中药颗粒剂制软材时为何加乙醇? 浓缩液中加乙醇精制的目的何在?

实验11 片剂的制备

一、实验目的

1. 掌握片剂的制备工艺流程及其操作要点。
2. 熟悉单冲压片机的基本结构及其使用方法。
3. 熟悉片剂的质量要求,掌握片重差异、崩解时限、硬度等常规质量检查方法。
4. 考察压片力、崩解剂、疏水性润滑剂等对片剂硬度或崩解的影响。

二、实验原理

片剂(tablets)系指将药物与适宜的辅料均匀混合后压制而成的片状制剂。片剂是应用最为广泛的药物剂型之一,具有剂量准确、质量稳定、服用方便、成本低等优点。

片剂的制备方法有制粒压片(分为湿法制粒压片和干法制粒压片)、直接压片法(分为粉末直接压片和半干式颗粒压片)。其中,湿法制粒压片最为常见,传统湿法制粒压片的生产工艺程如下:

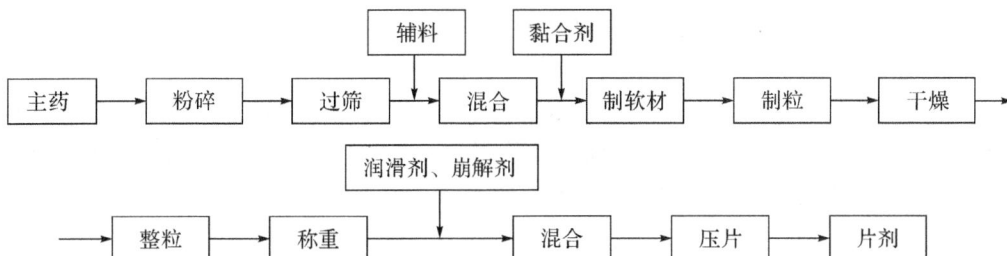

制备片剂的原料药物和辅料在使用前必须经过干燥、粉碎和过筛等处理,方可投料生产。为了保证固体物料的混合均匀性以及适宜的溶出速度,药物的结晶须粉碎成细粉,一般要求粉末细度在80~100目以下。对于难溶性药物,必须有足够的细度;当药物用量小,与辅料量相差悬殊时,一般采用递加稀释法(配研法)混合,或用溶剂分散法混合,即将量小的药物先溶于适宜的溶剂中,再与其他成分混合。

颗粒的制造是制片的关键。湿法制粒,欲制好颗粒,必须根据主药的性质选好黏合剂或润滑剂,制软材时要控制黏合剂或润滑剂的用量,干湿程度应适宜,使之"握之成团,轻压即散",并握后掌上不粘粉为度。软材可通过适宜的筛网制成均匀的颗粒。过筛制得的颗粒一般要求较完整,如果颗粒中含细粉过多,那么说明黏合剂用量太少,若呈线条状,则说明黏合剂用量太多,这两种情况下制出的颗粒烘干后往往出现太松或太硬,都不能符合压片的颗粒要求,从而不能制好片剂。

制好的湿颗粒应尽快干燥,干燥的温度由物料的性质而定,一般为50~60℃,对湿热稳定者,干燥温度可适当提高。湿颗粒干燥后,需过筛整粒以便将黏结成块的颗粒散开,同时加入润滑剂和需用外加法加入的崩解剂,并与颗粒混匀。整粒用筛的孔径与制粒时所用筛孔相同或略小(见表11-1)。

压片前必须对干颗粒及粉末的混合物进行含量测定,然后根据颗粒所含主药的量计算片重,公式如下:

$$片重＝\frac{每片应含主药量(标示量)}{干颗粒中主药百分含量测得值} \tag{11-1}$$

根据片重选择筛目与冲膜直径,常用关系可参考表 11-1。根据药物密度不同,可进行适当调整。

表 11-1　根据片重可选的筛目与冲膜直径

片重 (mg)	筛目数		冲膜直径 (mm)
	湿粒	干粒	
50	18	16～20	5.0～5.5
100	16	14～20	6.0～6.5
150	16	14～20	7.0～8.0
200	14	12～16	8.0～8.5
300	12	10～16	9.0～10.5
500	10	10～12	12.0

制成的片剂需按照《中国药典》规定的片剂质量标准进行检查。检查的项目,除片剂的外观应完整、光洁、色泽均匀、硬度适当、含量准确外,必须检查重量差异和崩解时限。对有些片剂产品,《中国药典》还规定检查溶出度和含量均匀度,并规定凡检查溶出度的片剂,不再检查崩解时限,凡检查含量均匀度的片剂,不再检查重量差异。

另外,在片剂的制备过程中所施加的压片力不同,所用的润滑剂、崩解剂等的种类不同,都会对片剂的硬度或崩解时限产生影响。在片剂的处方设计中必须考虑物料的流动性(影响重量差异)、压缩成形性(防止裂片、提高硬度)和润滑性(防止粘冲)。

三、实验器材与试剂

1.器材　研钵、天平、搪瓷盘、单冲压片机、硬度测定仪、崩解度测定仪、药筛、称量纸、烘箱等。

2.试剂　阿司匹林、维生素 C、碳酸氢钠、淀粉、糊精、枸橼酸、滑石粉、硬脂酸镁、乙醇、蒸馏水等。

四、实验内容与方法

(一)阿司匹林片剂的制备

【处方】

阿司匹林	20g
淀粉	2g
枸橼酸	适量
10%淀粉浆	适量
滑石粉	适量
压制	45 片

【制法】

1.10%淀粉浆的制备：将 0.2g 枸橼酸溶于约 20ml 蒸馏水中，再加入淀粉约 2g 分散均匀，加热糊化(80~85℃)，制成黏合剂。

2.制颗粒：取处方量阿司匹林与淀粉混合均匀，加适量 10%淀粉浆制软材，过 16 目筛制粒，将湿颗粒于 40~60℃干燥，16 目筛整粒，并与滑石粉混匀(总颗粒量的 3%)。

3.不同压力下压片：将上述颗粒分别在高、低两个不同压力下压片(片剂规格 Φ9mm，控制片剂硬度分别为 40N 和 70N 左右)。

【用途】 用于普通感冒或流行性感冒引起的发热，也用于缓解轻至中度疼痛，如头痛、关节痛、偏头痛、牙痛、肌肉痛、神经痛、痛经等。

【质量检查】 分别测定两个压力下片剂的硬度和崩解时限，并比较。

【注意事项】

1.阿司匹林的稳定性差，易水解。

在处方中，加入枸橼酸作为稳定剂；阿司匹林在润湿状态下遇铁器易变为淡红色，应尽量避免使用铁器，如过筛制粒时宜用尼龙筛网，用滑石粉替代硬脂酸镁作为润滑剂；加淀粉浆以温浆为宜，温度太高不利于药物稳定，温度太低又不宜分散均匀；制粒后迅速干燥，干燥时温度不宜过高，以避免药物加速水解。

2.在实验室中配制淀粉浆：可直接加热，也可水浴加热。若用直接加热，需不停搅拌，防止焦化而使片面产生黑点。

(二) 碳酸氢钠片剂的制备

【处方】

碳酸氢钠	20g
淀粉	2g
10%淀粉浆	适量
硬脂酸镁	适量(0.6%,3.0%)
压制	40 片

【制法】

1.10%淀粉浆的制备：称取淀粉 2g，加入 20ml 蒸馏水中均匀分散，加热糊化即可。

2.碳酸氢钠颗粒的制备：称取碳酸氢钠细粉 20g 与淀粉 2g，混匀，加 10%淀粉浆适量，制软材，过 16 目筛制粒。湿颗粒在 50℃干燥，干颗粒过 16 目筛整粒。

3.加入不同比例疏水性润滑剂：将碳酸氢钠干颗粒平均分为两份，称重，其中一份加入 0.6%硬脂酸镁，另一份加入 3.0%硬脂酸镁，混合均匀，在相同压力下压片。

【用途】 用于缓解胃酸过多引起的胃痛、胃灼热感(烧心)、反酸。

【质量检查】 测定两种片剂的硬度和崩解时限，并比较。

(三)维生素 C 片剂的制备

【处方】

维生素 C	20g
淀粉	8g
糊精	12g
酒石酸	0.4g
50%乙醇	适量
硬脂酸镁	0.4g
压制	400 片

【制法】 称取处方量维生素 C、淀粉、糊精混合均匀。另将酒石酸溶解于适量的 50%乙醇中,并一次性加入混合粉末中(加入时分散面要大,混合要均匀),制软材,通过 18 目尼龙筛制成湿粒,60℃以下干燥至近干,近干时可升至 70℃以下,以加速干燥,干粒水分应控制在 1.5%以下。用 18 目筛整粒,整粒的干颗粒与过筛的硬脂酸镁混匀,测定含量,计算片重,压片(片剂规格 Φ6mm,控制片剂硬度在 50N 以上)。

【用途】 用于预防坏血病,也可用于各种急、慢性传染疾病及紫癜等的辅助治疗。

【质量检查】 外观、片重差异、片剂硬度和抗张强度、崩解时间、脆碎度。

【注意事项】

1.维生素 C 在润湿状态较易分解变色,尤其是在与金属(如铜、铁)接触时,更易于变色。因此,应尽量缩短制粒时间,并宜在 60℃以下干燥。

2.酒石酸对金属离子有络合作用,因此,在处方中加入酒石酸用以防止维生素 C 遇金属离子变色。也可改用 2%枸橼酸,同样具有稳定作用。

3.由于酒石酸的量小,为混合均匀,宜先将其溶入适量润湿剂 50%乙醇中。

(四)片剂的质量检查项目

根据 2015 年版《中国药典》通则规定,对片剂的质量要求主要有以下几个方面:片剂外观应完整光洁、色泽均匀;含量和重量差异符合要求;硬度适中;普通口服片应符合崩解时限或溶出度要求(凡检查溶出度的片剂,不再检查崩解时限);小剂量药物或作用比较剧烈的药物,应符合含量均匀度的要求(凡检查含量均匀度的片剂,不再检查重量差异);符合有关卫生学的要求。

1.片重差异:按 2015 年版《中国药典》四部通则 0101 项下检查法,取 20 片精密称定重量,求得平均片重,再称定各片的重量。按下式计算片重差异:

$$片重差异(\pm\%)=\frac{单片重-平均片重}{平均片重}\times100 \tag{11-2}$$

《中国药典》规定,0.3g 以下的药片的重量差异限度≤±7.5%;0.3g 或 0.3g 以上者重量差异限度为≤±5%。超出重量差异限度的药片不得多于 2 片,并不得有 1 片超过限度的 1 倍。

2.崩解时间:按 2015 年版《中国药典》四部通则 0921 项下检查法,取药片 6 片,分别置于吊篮的玻璃管中,每管各加 1 片,吊篮浸入盛有 37±1℃水的 1000ml 烧杯中,开动马达按一定的频率(每分钟 30～32 次)和幅度(55±2mm)往复运动。从片剂置于玻璃管时开始计时,至片剂全部崩解成碎片并全部通过管底筛网止,该时间即为该片剂的崩解时间,应符合规定崩解时限。如有 1 片崩解不全,应另取 6 片复试,均应符合规定。

表 11-2 《中国药典》规定的片剂崩解时限

片剂	普通片	浸膏片	糖衣片	薄膜包衣片	肠溶包衣片
崩解时限 (min)	15	60	60	30	人工胃液中 2h 不得有裂缝、崩解或软化等,人工肠液中崩解时限为 60min

3.硬度试验:应用硬度测定仪或片剂四用测定仪进行测定。将药片径向固定在两横杆之间,其中横杆借助弹簧沿水平方向对片剂径向加压,当片剂破碎时,活动横杆的弹簧停止加压,仪器刻度盘上所标示的压力即为硬度。测 3～6 片,取平均值。

4.脆碎度检查:取药片按 2015 年版《中国药典》四部通则 0923 项下检查法,使用脆碎度测定仪测定。片重为 0.65g 或以下者取若干片,使其总重约为 6.5g;片重为 0.65g 以上者取 10 片。用吹风机吹去片剂脱落的粉末,精密称重,置圆筒中转动 100 次,取出,同法除去粉末,精密称重,减失重量不得过 1%,且不得检出断片、龟裂及粉碎的片。

五、实验结果与讨论

1.阿司匹林片剂的制备

将压力对片剂硬度与崩解性能的影响考察结果记录于表 11-3 中。

表 11-3 压力对片剂硬度和崩解性能的影响

编号	压力	硬度(N)							崩解时间(min)						
		1	2	3	4	5	6	平均	1	2	3	4	5	6	平均
1	高														
2	低														
结论															

2.碳酸氢钠片剂的制备

将润滑剂对硬度与崩解性能的影响考察结果记录于表 11-4 中。

表 11-4 润滑剂对片剂硬度和崩解性能的影响

硬脂酸镁	硬度(N)							崩解时间(min)						
	1	2	3	4	5	6	平均	1	2	3	4	5	6	平均
0.6%														
3.0%														
结论														

3.维生素 C 片剂的制备

将维生素 C 片剂的质量检查结果记录于表 11-5～表 11-7 中。

表 11-5　外观、硬度、抗张强度以及崩解时间的测定结果

编号	外观	直径×厚度(mm×mm)	硬度(N)	抗张强度(MPa)	崩解时间(min)
1					
2					
3					
4					
5					
6					
平均					

表 11-6　片重差异的测定结果

编号	片重	编号	片重	编号	片重	编号	片重
1		6		11		16	
2		7		12		17	
3		8		13		18	
4		9		14		19	
5		10		15		20	

平均片重：
RSD：
评价及原因分析：

表 11-7　片剂脆碎度的测定结果

批号	片数	试验前重量	试验后重量	脆碎度
1				
2				
3				
4				
5				
6				
平均				

六、思考题

1.在片剂的制备过程中必须具备的三大要素是什么？为什么？

2.在湿法制粒压片过程中应注意哪些问题？

3.在制备阿司匹林片剂过程中,怎样避免阿司匹林分解？

4.试分析维生素 C 片剂中各辅料成分的作用。

5.简述片剂崩解时限不合格的主要原因和解决方法。

七、附录

(一)单冲压片机的结构和使用

1. 单冲压片机

单冲压片机的结构简单,操作方便,为目前药房、药厂试制室等小生产和试制工作中常用的设备。其最大的压力为 1.5t,产量为 80～100 片/min,一般为电动、手摇两用。

单冲压片机结构的主要部位为冲模(包括上冲、下冲和模圈)、冲横平台、饲料靴、加料斗、出片调节器、片重调节器和压力调节器(见图 11-1)。

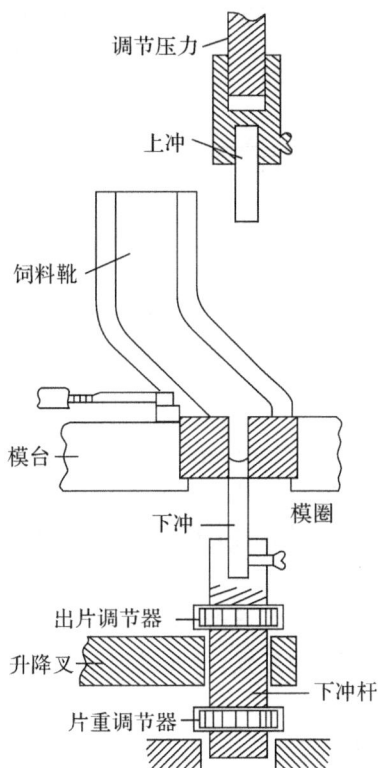

图 11-1　单冲压片机的主要结构

压力调节器连在上冲杆上,用以调节上冲下降的深度,下降深度大,上、下冲间的距离近,压力大,反之则压力小;片重调节器连在下冲杆上,用以调节下冲下降的深度,从而调节模孔的容积而控制片重;出片调节器连在下冲杆上,使下冲上升到冲头的平面与冲模平板齐平。

2. 使用单冲压片机注意事项

①接上电源时注意旋转方向,是否与转轮箭头方向一致,切勿倒转,否则将会损坏机件。

②压片时不可用手在机台上收集药片,以免压伤。

③当机器负荷过大,卡住不能转动时,应立即停车,找出原因,如果是压力调得太大所致,应降低压力,卸去负荷,切勿使用强力转动手轮,以免损坏机器。

(二)片剂四用测定仪的调试与使用

78X 型片剂四用测定仪由电动机传动,通过蜗轮、蜗杆变速分别传动于四个测定机构,每个测定机构的项目均由拨动开关选定(见图 11-2)。

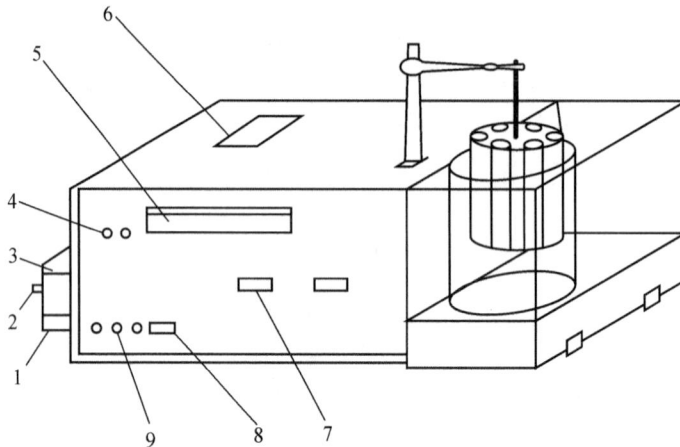

1—硬度碎片抽屉;2—硬度微调夹头;3—硬度盒盖;4—电源指示灯;5—硬度指示读数表;
6—脆碎盒盖;7—硬度、脆碎度选择开关;8—倒顺选择开关;9—电源开关

图 11-2　片剂四用测定仪外观

1.调试与使用方法

(1)硬度测定:开启电源开关,检查硬度指示读数表中指针是否在零位,如不在零位,使用"倒"向开关使指针退回零位。然后打开硬度盒盖,旋转硬度微调夹头,夹住被测药片(药片竖放在微调夹头和顶头之间)。将倒顺选择开关置于"顺"的位置,将硬度、脆碎度选择开关置硬度挡,此时主轴转动,经离合器传动齿轮使螺杆转动,通过压缩弹簧缓缓推动顶头向微调夹头挤压,加压指针左移,压力渐渐增加,至药片破碎,自动停机。此时的刻度即为硬度值。随后将倒顺选择开关拨至"倒"的位置,指针退到零位后自动停止。硬度、脆碎度选择开关拨回空挡,关闭电源。

(2)脆碎度测定:开启电源开关,打开脆碎盒盖,取出脆碎盒,放入已称重的药片盖好,将硬度、脆碎度选择开关拨至脆碎位置,进行脆碎度测试。测定完毕拨回空挡,关闭电源开关。

2.操作注意事项

(1)硬度测定前检查指针是否在零位,如不在零位应使用"倒"挡开关使指针退回零位。硬度测定完毕,指针应回到零位,以免定力弹簧疲劳、损伤,造成误差。

(2)电机在转动的情况下切勿随意拨动倒顺选择开关,以免烧毁电机。项目选择开关的拨动应在电机运转的情况下进行。关机后应将项目选择开关置于空挡,倒顺选择开关应置于"倒"挡。

实验 12　粉末直接压片

一、实验目的

1. 掌握粉末直接压片辅料的流动性、压缩成形性和容纳性的测定方法。
2. 掌握粉末直接压片处方设计步骤,并熟悉直接压片法制成的片剂的质量特点。
3. 了解压片过程中各种压力参数的测定方法及意义。

二、实验原理

粉末直接压片系指将药物的粉末与适宜的辅料混合后,不经制颗粒而直接压片的方法。其优点为:简化片剂生产过程与周期,节约生产成本;大大提高崩解性和溶出速度;在生产过程中药物免受湿热作用,保护药物的稳定性。

多数药物或物料的粉末流动性和压缩成形性都比较差,其制粒的目的是解决粉末的流动性和压缩成形性。随着国外新型药用辅料的引入,国内药用辅料新品种的不断开发、上市,压片设备的不断更新、改进、完善,促进了粉末直接压片法在国内的发展和应用。常用于粉末直接压片的辅料有微晶纤维素、可压性淀粉、喷雾干燥乳糖、磷酸二氢钙水化物等。此外,需加优良的助流剂,如微粉硅胶等。这些辅料的特点是流动性和压缩成形性好。

粉末直接压片的辅料除符合上述两项要求外,还需要有较大的药物容纳量(即加入较多的药物而不致对其流动性和压缩成形性产生显著的不良影响)及润滑性。

在药剂学中,粉末的流动性常用休止角和流出速度等表示。将粉末堆成尽可能陡的堆(圆锥形),堆的斜边和水平的夹角,即为休止角。一般认为,粉末的休止角小于 $40°$ 时可以满足生产中粉体操作的需求。物料的压缩成形性是指物料是否容易压缩成片的性能。片剂的硬度、抗张强度、弹性复原率等可以评价物料的压缩成形性。另外,用于粉末直接压片的辅料还应具有 $20\%\sim30\%$ 的药物容纳量。润滑性可使片剂不粘冲,顺利推出。

三、实验器材与试剂

1. 器材　休止角测定仪、单冲压片机、硬度测定仪等。
2. 试剂　维生素 B_2、可压性淀粉、结晶乳糖、微晶纤维素、球形颗粒、硬脂酸镁、滑石粉、微粉硅胶、对乙酰氨基酚等。所用辅料均需过 80 目筛。

四、实验内容与方法

用粉末直接压片法制备维生素 B_2。

1. 处方筛选　考察内容包括辅料流动性、压缩成形性、药物容纳量。

(1) 辅料流动性考察

①休止角测定:采用固定圆锥底法。取底盘半径为 r 的培养皿,将漏斗固定在铁架台上,漏斗出口与底盘距离为 h。分别取约 30g 微晶纤维素球形颗粒、可压性淀粉、结晶乳糖粉末,从漏斗慢慢加入,使辅料经过漏斗逐渐堆积在底盘上,形成锥体,直至得到稳定的锥形

粉末堆为止。测定锥体的高 h，每种样品各测定 3 次，取平均值，按下式计算休止角：

$$\alpha = \arctan(h/r) \tag{12-1}$$

式中，α 为休止角，r 为底盘半径。测定后将样品回收。

②助流剂的筛选：另取可压性淀粉 3 份，每份 30g，分别加入助流剂滑石粉、微粉硅胶、硬脂酸镁各 0.3g，用等量稀释法混合均匀，制成含 1% 助流剂的可压性淀粉粉末，按①法分别测定休止角，并比较。

(2)压缩成形性考察

取含 1% 硬脂酸镁的可压性淀粉和结晶乳糖粉末各 150g，用安装有压力测定装置的压片机，分别在高、中、低三个压力下(约 120、90、60MPa，需准确测定)直接压片，测量并记录上冲压力、模壁压力和受压时的片厚 H_0 等数据；分类收集各压力下制成的片剂，分别测定片剂的硬度和片厚 H_t(解除压力后)。将测定的片厚 H_t 和压力测定装置记录的片厚 H_0 数据代入下式，计算弹性复原率(ER)：

$$ER(\%) = [(H_t - H_0)/H_0] \times 100\% \tag{12-2}$$

①以上冲压力为横坐标，分别以硬度、模壁力为纵坐标作图，考察直接压片辅料的压缩成形性。

②以上冲压力为横坐标，弹性复原率为纵坐标作图，考察片剂的裂片趋势。

(3)辅料的药物容纳量考察：考察可压性淀粉容纳药物的能力

取含 1% 微粉硅胶的可压性淀粉粉末 120g，分成 3 份，各为 45、40、35g，分别加入对乙酰氨基酚 5、10、15g，并在每份中加入 1g 硬脂酸-滑石粉(1:1)，混匀，每份制得混合粉末 51g。

将上述 3 种粉末，在同一压力下直接压片，观察压片过程中粉末流动性及药片的外观，并测定片剂的硬度。

2.用粉末直接压片法制备维生素 B_2 片

【处方】

维生素 B_2(80 目粉)	3.0g
可压性淀粉	45.5g
硬脂酸-滑石粉(1:1)	1.0g
微粉硅胶	0.5g
制得混合粉末	50.0g

【制法】 将维生素 B_2 研细，按等量递加稀释法，与可压性淀粉混合，再加入硬脂酸-滑石粉(1:1)细粉和微粉硅胶，混匀，直接压片。

【用途】 用于预防和治疗维生素 B_2 缺乏症，如口角炎、唇干裂、舌炎、阴囊炎、结膜炎、脂溢性皮炎等。

【质量检查】 取自制的药片与市售片剂各 6 片，测定崩解时间。

五、实验结果与讨论

1.将辅料休止角测定结果记录于表 12-1 中，将助流剂的筛选结果记录于表 12-2 中。

表 12-1 不同辅料休止角的测定结果

辅料	h_1(cm)	h_2(cm)	h_3(cm)	h(cm)	休止角(α)
微晶纤维素					
可压性淀粉					
结晶乳糖					

结论:

表 12-2 助流剂的筛选结果

样品	H_1(cm)	H_2(cm)	H_3(cm)	H(cm)	休止角(α)
滑石粉					
微粉硅胶					
硬脂酸镁					

结论:

2.将辅料压缩成形性考察结果记录于表 12-3 中。

表 12-3 不同辅料的压缩成形性考察结果

样品	上冲压力(kN)	模壁压力(kN)	片剂硬度(N)				片剂厚度(mm)						弹性复原率 ER(%)
			1	2	3	均值	压片时记录值	压片后记录值				
								1	2	3	均值	
可压性淀粉	低											
	中											
	高											
结晶乳糖	低											
	中											
	高											

结论:

3.将辅料对药物的容纳量考察结果记录于表 12-4 中。

表 12-4 辅料对药物的容纳量考察结果

样品	外观	粉末流动性	硬度(N)			
			1	2	3	平均
1						
2						
3						

结论:

4.作图:分别用硬度(N)、弹性复原率(ER)、模壁压力(kN)对上冲压力(kN)作图,考察辅料的流动性、压缩成形性和容纳量。

六、思考题

1.讨论休止角与粉末流动性的关系。

2.探讨弹性复原率的物理意义和弹性复原率与片剂裂片趋势的关系。

实验 13　软膏剂的制备及其体外释放实验

一、实验目的

1. 掌握不同类型基质软膏的制备方法。
2. 根据药物和基质的性质，了解将药物加入基质中的方法。
3. 了解软膏剂的质量评定方法。
4. 掌握软膏剂中药物释放的测定方法，比较不同基质对药物释放的影响。

二、实验原理

软膏剂是药物与适宜基质均匀混合制成的半固体外用制剂。软膏剂可在应用部位发挥疗效或起保护和润滑皮肤的作用，药物也可被吸收进入体循环产生全身治疗作用。基质占软膏的绝大部分，它除起赋形剂的作用外，还对软膏剂的质量、药物疗效的发挥起重要作用。

常用的软膏基质可分为三类。①油脂性基质。此类基质包括烃类、类脂及动植物油脂。此类基质除凡士林等个别品种可单独作软膏基质外，大多数是混合应用，以得到适宜稠度的软膏基质。②乳剂型基质。乳剂型基质系由半固体或固体油溶性成分、水（水溶性成分）和乳化剂制备而成。常用的乳化剂有肥皂类、高级脂肪醇与脂肪醇硫酸酯类、多元醇酯类等，制备的软膏剂也称乳膏剂。③水溶性及亲水性基质。水溶性基质由天然或合成的高分子水溶性物质组成，常用的有甘油明胶、纤维素衍生物及聚乙二醇等。

软膏剂可根据药物与基质的性质用研和法、熔合法和乳化法制备。由半固体和液体成分组成的软膏基质常用研和法制备，即先取药物与部分基质或适宜液体研磨成细腻糊状，再添加其他基质研匀（取少许涂于手上无沙砾感）；若软膏基质由熔点不同的成分组成，在常温下不能均匀混合时，采用熔合法制备，即基质中可溶性药物可直接加到熔化的基质中，不溶性药物可粉筛入熔化或软化的基质中，搅匀至冷凝即得；乳剂型软膏剂采用乳化法制备，即将油溶性物质加热至 $70\sim80{}^\circ\!\mathrm{C}$ 熔化（必要时可用筛网滤除杂质），另将水溶性成分溶于水中，加热至与油相成分相同或略高温度，将水相慢慢加入油相中，边加边搅至冷凝即得。

所制得的软膏剂应均匀、细腻，具有适当的黏稠性，易涂于皮肤或黏膜上，且无刺激性。软膏剂在存放过程中应无酸败、异臭、变色、变硬、油水分离等变质现象。

对于软膏基质的质量评价，除应检查其熔点、酸碱度、黏度、稳定性和刺激性外，其释药性能也是重要检查项目。软膏剂发挥治疗作用的首要条件是混合在软膏基质中的药物需要以适当速度和足够的量释放到皮肤表面，因此药物自软膏基质的释放是影响软膏剂作用的因素之一，可以通过研究药物从基质中的释放来评价软膏基质的优劣。在多数情况下，在水溶性基质和乳剂型基质中药物释放最快，在烃类基质中的释放最差。

药物从基质中的释放有多种体外试验测定方法，可通过测定软膏剂中药物透过无屏障性半透膜到释放介质的速度来测定，也可采用凝胶扩散法和离体皮肤法来测定。

本实验采用双氯芬酸钾为药物，制成不同类型的软膏。

三、实验器材与试剂

1. 器材　研钵、蒸发皿、恒温水浴箱、软膏板、软膏刀、烧杯、玻璃棒、容量瓶、移液管、紫外分光光度计等。

2. 试剂　双氯芬酸钾、植物油、蜂蜡、液体石蜡、凡士林、白凡士林、硬脂醇、单硬脂酸甘油酯、月桂醇硫酸钠、甘油、尼泊金乙酯、固体石蜡、司盘-80、聚山梨酯-80、羧甲基纤维素钠、苯甲酸钠等。

四、实验内容与方法

(一)油脂性基质的制备

【处方】

凡士林	14g
液体石蜡	3ml(约)

【制法】　取处方量凡士林于烧杯中,加入适量液体石蜡,搅拌均匀,即得。

【注意事项】　可根据气温调节处方中液体石蜡用量得到稠度适宜的基质。

(二)乳剂型软膏基质的制备

1. O/W 型乳剂型软膏基质

【处方】

硬脂醇	1.8g
白凡士林	2.0g
液体石蜡	1.3ml
月桂醇硫酸钠	0.2g
尼泊金乙酯	0.02g
甘油	1.0g
蒸馏水	适量 (13ml)
制成	20.0g

【制法】　取处方量油相成分(硬脂醇、白凡士林和液体石蜡)于蒸发皿中,置水浴上加热至70～80℃使其熔化;取处方量水相成分(月桂醇硫酸钠、尼泊金乙酯、甘油和蒸馏水)于蒸发皿(或小烧杯)中加热至70～80℃,在搅拌下将水相成分以细流状加入油相成分中,在水浴上继续保持恒温并搅拌几分钟,然后在室温下继续搅拌至冷凝,即得 O/W 型乳剂型基质。

【注意事项】

(1)混合基质熔化时应将熔点高的先熔化,然后加入熔点低的物质再熔化。

(2)水相与油相两者混合的温度一般应控制在 80℃ 以下,且两者温度应基本相等,以免影响乳膏的细腻性。

(3)采用乳化法制备乳剂型软膏基质时,油相和水相应分别于水浴上加热并保持温度在80℃,然后将水相缓慢加入油相溶液中,边加边按顺向针方向搅拌,若不是沿一个方向搅拌,往往难以制得合格的乳剂型软膏基质。

（4）乳化法中两相混合的搅拌速度不宜过慢或过快，以免乳化不完全或因混入大量空气而使成品失去细腻和光泽，并易变质。

（5）可根据季节的不同，在基质中酌加蜂蜡、石蜡、液状石蜡或植物油以调节软膏硬度。

2. W/O 型乳剂型软膏基质

【处方】

单硬脂酸甘油酯	6.0g
蜂蜡	2.0g
固体石蜡	2.0g
白凡士林	2.0g
液体石蜡	10.0g
司盘-80	0.8g
聚山梨酯-80	0.4g
尼泊金乙酯	0.04g
蒸馏水	适量
制成	40.0g

【制法】　取处方量油相成分（单硬脂酸甘油酯、白凡士林、蜂蜡、固体石蜡、司盘-80 和液体石蜡）于蒸发皿中，置水浴上加热至 80℃ 使其熔化；取处方量水相成分（聚山梨酯-80、尼泊金乙酯、蒸馏水）于小烧杯中，加热至 80℃，在搅拌下将水相成分以细流状加入油相成分中，在水浴上继续保持恒温并搅拌几分钟，然后在室温下继续搅拌至冷凝，即得 W/O 型乳剂型基质。

（三）水溶性软膏基质的制备

【处方】

羧甲基纤维素钠	1.2g
甘油	2.0g
苯甲酸钠	0.1g
蒸馏水	适量
制成	20.0g

【制法】　取处方量羧甲基纤维素钠置研钵中，加入甘油研匀，然后边研边加入溶有苯甲酸钠的水溶液，待溶胀后研匀，即得水溶性基质。

（四）5%双氯芬酸钾软膏剂的制备

【处方】

双氯芬酸钾粉末	0.5g
不同类型基质	9.5g
制成	10.0g

【制法】

1. 双氯芬酸钾单软膏剂的制备：称取双氯芬酸钾粉末 0.5g，置于研钵中，分次加入凡士林软膏基质 9.5g，研匀，即得。

2. 双氯芬酸钾 O/W 乳剂型软膏的制备：称取双氯芬酸钾粉末 0.5g，置于研钵中，分次加入 O/W 型乳剂基质 9.5g，研匀，即得。

3. 双氯芬酸钾 W/O 乳剂型软膏的制备：称取双氯芬酸钾粉末 0.5g，置于研钵中，分次加入 W/O 型乳剂基质 9.5g，研匀，即得。

4. 双氯芬酸钾水溶性软膏剂的制备：称取双氯芬酸钾粉末 0.5g，置于研钵中，分次加入水溶性基质 9.5g，研匀，即得。

【注意事项】 双氯芬酸钾需先粉碎成细粉（按药典标准应过 100 目）。

(五)不同基质的软膏剂中药物释放速度的比较

1. 取已制备的 4 种双氯芬酸钾软膏剂，分别填装于内径约为 2cm 的短玻璃管内，装填量约为 1.5cm 高，擦净管口边缘多余的软膏剂，管口用玻璃纸包扎，使玻璃纸无褶皱且与软膏紧贴无气泡。

2. 将上述玻璃管按封贴玻璃纸面向下置于装有 100ml、37℃蒸馏水的大试管中（将大试管置于 37±1℃的恒温水浴中），软膏的下面浸于水面下约 1mm（定面积释放），分别于 15、30、45、60、90、120、150min 取样，每次取出 5ml（每次取前应搅拌均匀），并同时补加 5ml 蒸馏水。测定释放液中双氯芬酸钾含量。

3. 含量测定

精密称取经 105℃干燥至恒重的双氯芬酸钾对照品适量，分别加水溶解并定量稀释成 1ml 中含 5、7.5、10、12.5、15、17.5μg 的溶液，照分光光度法（2015 年版《中国药典》四部通则 0401），在 275nm 波长处测定吸光度，以浓度为横坐标，吸光度为纵坐标进行线性回归，得标准曲线。

将各时间点样品液 5ml 置 50ml 容量瓶中，加水稀释至刻度，摇匀，同法测定吸光度，将吸光度代入标准曲线中计算，得出累积释放量：

$$M = C_n \times V_0 + V \sum_{i=1}^{n-1} C_i \tag{13-1}$$

式中，C_n 为 n 时间点测得的浓度，C_i 为 i 时间点测得的浓度，V 为取样体积，V_0 为接收池中接收液的总体积。

【注意事项】 在测定释放样品药物含量时，如果吸光度超过 0.8，则用水适当稀释后，再行测定，测定后要将稀释的倍数代入结果中。

(六)软膏剂的质量要求

根据 2015 年版《中国药典》四部通则 0109 的规定，对软膏剂进行质量检查。

五、实验结果与讨论

1. 将制备得到的 4 种双氯芬酸钾软膏涂在自己的皮肤上，评价是否均匀细腻，记录皮肤的感觉，比较 4 种软膏的黏稠性与涂布性。讨论 4 种软膏中各成分的作用。

2. 记录不同时间药物的释放量，列于表 13-1 中。

表 13-1　不同基质双氯芬酸钾软膏剂中药物的释放量

时间（min）	基质			
	单软膏	O/W 乳剂型基质	W/O 乳剂型基质	水溶性基质
15				
30				
45				
60				
90				
120				

3.以释药量对时间作图,得不同基质的双氯芬酸钾软膏的释放曲线,讨论四种基质中药物释放速度的差异。

六、思考题

1.在制备乳剂型软膏基质时应注意什么？为什么要加温至 70～80℃？

2.在软膏剂制备过程中药物的加入方法有哪些？

3.比较四种类型软膏基质的作用特点。

4.影响药物从软膏基质中释放的因素有哪些？

实验14 栓剂的制备

一、实验目的

1. 掌握热熔法制备栓剂的工艺。
2. 掌握置换价的测定方法和应用。
3. 了解各类栓剂基质的特点及适用情况。
4. 了解栓剂的质量评定方法。

二、实验原理

栓剂是指药物与适宜基质制成的供腔道给药的固体制剂。它能发挥局部作用或全身作用,常用的有肛门栓和阴道栓。

栓剂中的药物与基质应混合均匀,外形完整光滑;无刺激性,塞入腔道内应能融化、软化或溶化,并和分泌液混合,逐渐释放出药物,产生局部或全身作用;应有适宜的硬度,以免在包装和贮存时变形。

栓剂中的基质有油脂性基质和水溶性基质两类。油脂性基质,如可可豆脂、半合成脂肪酸甘油酯、氢化植物油等;水溶性基质,如聚氧乙烯硬脂酸酯、甘油明胶和聚乙二醇类等。

栓剂的制法有三种:搓捏法、冷压法(挤压法)和热熔法。常用热熔法制备栓剂,其工艺流程如下:

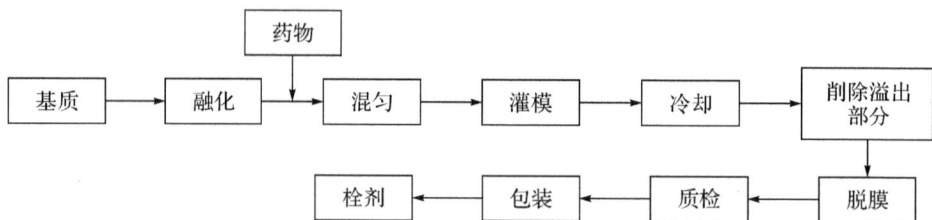

用热熔法制备栓剂时,为了使栓剂冷后易从栓模中推出,模孔内应涂润滑剂。水溶性基质涂油性润滑剂,如液体石蜡;油脂性基质涂水性润滑剂,如软皂、甘油各1份及90%乙醇5份的混合液。

为保证在栓剂处方的设计和制备中确定基质用量,保证剂量准确,常需预先测定药物置换价(f)。置换价是药物的重量与同体积基质的重量之比,不同的栓剂处方,用同一模型所制的栓剂体积相同,但其重量则随基质与药物密度的不同而有区别。如碘仿的可可豆脂置换价为3.6,即3.6g碘仿和1g可可豆脂所占的体积相等。由此可见,置换价即为药物的密度与基质密度之比。故只有当药物和基质的密度相差较大或严格限制栓剂的数量时应测定置换价。置换价可用下式计算:

$$f = W/[G-(M-W)] \tag{14-1}$$

式中,W为每粒含药栓剂中主药的重量;G为每粒纯基质栓剂的重量;M为每粒含药栓剂的重量。

根据求得的置换价,按下式计算出每粒栓剂中应加的基质量(E):

$$E=G-W/f \tag{14-2}$$

栓剂的质量评定包括如下内容:主药含量、外形、融变时限、重量差异、释放度及微生物限度等,其中缓释栓剂应进行释放度检查,融变时限检查不再进行。

三、实验器材与试剂

1.器材 栓模、水浴锅、融变时限测定仪、蒸发皿等。

2.试剂 甘油、干燥碳酸钠、硬脂酸、醋酸洗必泰(100目)、聚山梨酯-80、冰片、乙醇、明胶(细粒)、阿司匹林、半合成脂肪酸酯等。

四、实验内容与方法

(一)甘油栓

【处方】

甘油	8.0g
干燥 Na_2CO_3	0.2g
硬脂酸	0.8g
蒸馏水	1.0ml
制成肛门栓	5粒

【制法】 取干燥 Na_2CO_3 与蒸馏水置蒸发皿中,加甘油(相对密度1.25)混合后,置水浴上加热至100℃,缓缓加入研细的硬脂酸,随加随搅拌,待爆沸停止,在85~95℃下保温,溶液澄明,趁热将此溶液注入涂过润滑剂(液体石蜡)的栓模中,共注5枚,待冷,用刀削去溢出部分,启模,取出即得。

【用途】 用于各种便秘,尤其适用于小儿及年老体弱者。

【质量检查】 栓剂的外观(包括外表和内部)、重量、重量差异、融变时限等。

【注意事项】

1.欲求外观透明,皂化反应(硬脂酸与碳酸钠反应)必须完全,搅拌不宜太快,以免搅入气泡,使成品浑浊。

2.碱量比理论量超过 10%~15%,皂化快,成品软而透明。

3.水分含量不宜过多,否则成品浑浊。

(二)醋酸洗必泰栓的制备

【处方】

醋酸洗必泰(100目)	0.2g
聚山梨酯-80	1.0g
冰片	0.04g
乙醇	2.0ml
甘油	7.2g
明胶(细粒)	9.0g
蒸馏水	5.6ml
制成阴道栓	10枚

【制法】　取处方量的明胶置称重的蒸发皿中(连同使用的玻璃棒一起称重),加蒸馏水 20ml 浸泡约 30min,使膨胀变软,再加入甘油,在水浴上加热使明胶溶解,继续加热搅拌,使 水分蒸发至处方量(称重)为止。另取醋酸洗必泰与聚山梨酯-80 混匀,冰片溶于乙醇中,在 搅拌下将两液混合后,加入已制好的甘油明胶液中,搅拌均匀,趁热注入已涂好润滑剂(液体 石蜡)的栓模中(共注 5 枚),冷却,削去模口上的溢出部分,启模即得。

【用途】　具有广谱抑菌、杀菌作用。适用于宫颈糜烂、化脓性阴道炎、真菌性阴道炎,也 适用于滴虫性阴道炎等。

【质量检查】　栓剂的外观(包括外表和内部)、重量、重量差异、融变时限等。

【注意事项】

1. 明胶需先用水浸泡使之充分溶胀变软,再加热时才容易溶解,否则,无限溶胀时间延 长,且含有一些未溶解的明胶小块或硬粒。在加热溶解明胶及随后蒸发水分的过程中,均须 轻轻搅拌,以免胶液中产生不易消除的气泡,使成品含有气泡,影响质量。

2. 甘油明胶由明胶、甘油和水三者按一定比例组成,比例不同,可得到不同硬度的基质。

3. 甘油明胶多用作阴道栓剂基质,具有弹性,在体温时不熔融,而是缓慢溶于体液中释 出药物,故作用缓和持久。其溶解速度与明胶、甘油和水三者比例有关,甘油和水的含量高 时容易溶解。

4. 醋酸洗必泰在水中微溶,在乙醇中溶解。处方中聚山梨酯-80 可以使醋酸洗必泰均 匀分散于甘油明胶基质中。

(三) 阿司匹林的半合成脂肪酸酯的置换价测定

1. 制备纯基质栓

称取 10g 半合成脂肪酸酯,置蒸发皿中,于水浴上加热,当 2/3 基质熔化时,可停止加 热,搅拌使全熔,稍冷注入涂有润滑剂的栓剂模型中,冷却凝固后,用刀削去溢出部分,启模 得纯基质栓,称重,计算每枚纯基质的平均重量 $G(g)$。

2. 制备含药栓

【处方】

　　　　阿司匹林　　　　　　　　4.0g

　　　　半合成脂肪酸酯　　　　　8.0g

【制法】　称取 4g 阿司匹林(100 目),置乳钵中研细,另取基质 8g 置蒸发皿中,于水浴 上加热。当 2/3 基质熔化时,可停止加热,搅拌使全熔,分次加入已研细的药物,搅拌均匀。 稍冷即注模,冷却凝固后,用刀削去溢出部分,启模得含药栓,称重,计算每枚含药栓的平均 重量 $M(g)$。按下式计算含药量(W):

$$含药量 W = M \times X\% \tag{14-3}$$

式中,$X\%$ 为含药百分数。

3. 置换价的计算

利用下式算出阿司匹林的置换价(f):

$$f = \frac{W}{G - (M - W)} \tag{14-4}$$

【注意事项】

(1)为了保证药物与基质混匀,药物与熔化的基质应按等量递加法混合,但如果基质较少,天气较冷时,也可将药物加入熔化的基质中,充分搅匀。

(2)灌模时应注意混合物的温度,若温度太高,混合物稠度小,栓剂易发生中空和顶端凹陷,故最好在混合物稠度较大时灌模,灌至模口稍有溢出为度,且要一次完成。另外,若药物混杂在基质中,若灌模温度太高则药物易于沉降,影响含量均匀度。

(3)灌好的模型应置于适宜的温度下冷却一定时间,冷却的温度不足或时间短,常发生粘模现象;相反,若冷却温度过低或时间过长,则又可产生栓剂破碎的现象。

(四)阿司匹林栓剂的制备

【处方】

阿司匹林	8.0g
半合成脂肪酸酯	适量
共制成肛门栓	10 枚

【制法】 按照测算的阿司匹林的半合成脂肪酸酯的置换价,求出所需的基质量。将基质在水浴上加热,待 2/3 基质熔化时停止加热,搅拌使之全熔,稍冷后,分次加入研细的阿司匹林细粉,搅匀,注模即得。

【用途】 用于普通感冒或流行性感冒引起的发热,也用于缓解轻至中度疼痛,如头痛、关节痛、偏头痛、牙痛、肌肉痛、神经痛、痛经。

【质量检查】 栓剂的外观(包括外表和内部)、重量、重量差异、融变时限等。

(五)栓剂的质量要求

1.外观与药物分散状况:检查栓剂的外观是否完整,表面亮度是否一致,有无斑点和气泡。将栓剂纵向剖开,观察药物分散是否均匀。

2.重量差异检查:照 2015 年版《中国药典》四部通则 0107 项下检查法。取栓剂 10 粒,精密称定总重量,求得平均粒重后,再分别精密称定各粒的重量,每粒重量与平均重量相比,超出重量差异限度的栓剂不得多于 1 粒,并不得超出限度的 1 倍(见表 14-1)。

表 14-1 栓剂重量差异限度

平均粒重	重量差异限度
1.0g 及 1.0g 以下	±10%
1.0g 以上至 3.0g	±7.5%
3.0g 以上	±5%

3.融变时限检查:照融变时限检查法(2015 年版《中国药典》四部通则 0922)检查。取供试品 3 粒,在室温放置 1h 后,分别放在 3 个金属架的下层圆板上,装入各自的套筒内,并用挂钩固定。除另有规定外,将上述装置分别垂直浸入盛有不少于 4L 的 37±0.5℃ 水的容器中,其上端位置应在水面下 90mm 处。容器中装有一转动器,每隔 10min 在溶液中翻转该装置一次。

除另有规定外,脂肪性基质的栓剂 3 粒均应在 30min 内全部融化、软化或触压时无硬心；水溶性基质的栓剂 3 粒均应在 60min 内全部溶解。上述检查中如有 1 粒不符合规定，应另取 3 粒复试，均应符合规定。

五、实验结果与讨论

1.将实验结果记录于表 14-2 中。

表 14-2　各种栓剂的质量检查结果

品　名	外观(外表、内部)	重量(g)	重量差异限度	融变时限(min)
甘油栓				
醋酸洗必泰				
阿司匹林栓				

2.记录阿司匹林对半合成脂肪酸酯的置换价。讨论在什么情况下制备栓剂需测定药物对基质的置换价。

六、思考题

1.醋酸洗必泰栓剂为何选用甘油明胶基质？制备该栓剂时应注意什么问题？

2.什么是置换价？药物置换价在栓剂制备时的应用价值是什么？

3.为什么栓剂要测定融变时限？

实验 15　膜剂的制备

一、实验目的

1.掌握小量制备膜剂的方法和操作注意事项。
2.熟悉常用成膜材料的性质和特点。

二、实验原理

膜剂是指将药物溶解或均匀分散在成膜材料中制成的薄膜状剂型。膜剂可供内服(如口服、口含、舌下)、外用(如皮肤、黏膜)、腔道用(如阴道、子宫腔)、植入或眼用等。

膜剂成型主要取决于成膜材料。成膜材料包括:①天然高分子材料,如明胶、阿拉伯胶、琼脂、海藻酸及其盐、纤维素衍生物等;②合成高分子材料,常用的有丙烯酸树脂类、乙烯类高分子聚合物[如聚乙烯醇(PVA)、聚乙烯醇缩乙醛、聚乙烯吡咯烷酮(PVP)、乙烯-醋酸乙烯共聚物(EVA)]及丙烯酸类等。其中最常用的成膜材料为聚乙烯醇,该材料系白色或淡黄色粉末或颗粒,微有特殊臭味,可用液状石蜡作为脱膜剂。

膜剂除主药和成膜材料外,还需加入增塑剂(如甘油、丙二醇等)、着色剂、填充剂(如糊精、淀粉等)、表面活性剂、脱膜剂(如液体石蜡、甘油等)等辅料。

膜剂的制备方法有多种,主要有匀浆制膜法、热塑制膜法与复合制膜法。工业大生产可使用涂膜机。用涂膜法制备膜剂工艺流程如下:

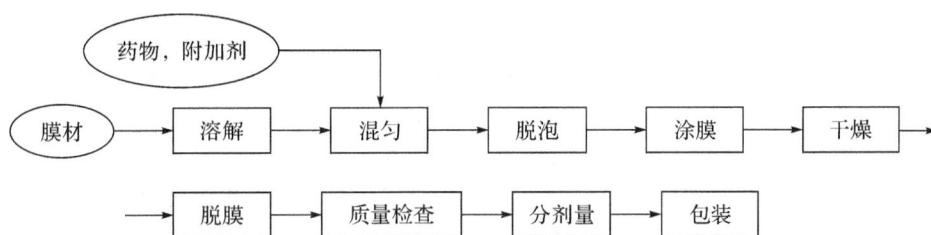

本实验小量制备膜剂可采用刮板法,将浆液倾倒于平板玻璃上,用有一定间距的刮刀(或玻璃棒)将其刮平后置一定温度的烘箱中干燥即可。

膜剂的外观应完整光洁,厚度一致,色泽均匀,无明显气泡。多剂量膜剂,分格压痕应均匀清晰,并能按压痕撕开。膜剂质量检查项目有外观、重量、重量差异等。

三、实验器材与试剂

1.器材　水浴锅、玻璃板、天平、紫外分光光度计等。
2.试剂　氢溴酸东莨菪碱、聚乙烯醇 05-88(PVA 05-88)、聚乙烯醇 17-88(PVA 17-88)、甘油、甲硝唑等。

四、实验内容与方法

(一)氢溴酸东莨菪碱膜

【处方】

氢溴酸东莨菪碱	1.0g
PVA 05-88	5.6g
PVA 17-88	5.6g
甘油	0.6g
蒸馏水	30ml

【制法】 取处方量的 PVA、甘油、蒸馏水置烧杯中,浸泡溶胀,90℃水浴加热溶解,溶液趁热用 80 目筛网过滤,滤液放冷,加入氢溴酸东莨菪碱,搅拌溶解,放置脱气,然后倒在玻璃板上用刮板法制膜,厚度约为 0.3mm,于 80℃干燥。经抽样含量测定后,计算出单剂量分格面积(每格面积约 0.5cm×1cm),热烫划痕或剪切。每格内含氢溴酸东莨菪碱 0.5mg。

【质量检查】 膜剂的外观、重量、重量差异等。

【含量测定】 取药膜约 50cm^2(约含氢溴酸东莨菪碱 50mg),精确测定其面积,置于 50ml 容量瓶中,加入 0.05mol/L 硫酸溶液约 30ml,溶解,并用此酸液稀释至刻度,摇匀。另制备不含主药的空白膜,取相同面积按上述相同方法制备空白溶液。按照分光光度法,在 257nm 波长处测定吸光度。按氢溴酸东莨菪碱的吸收系数为 14 计算含量。本品含氢溴酸东莨菪碱应为标示量的 90%~110%。

【注意事项】

1. 聚乙烯醇在水中溶解过程与亲水胶体相似,即经过溶胀过程。浸泡溶胀的时间应充分,否则溶解不完全。溶解后应趁热过滤,除去杂质,因放冷后不易过滤。

2. 药物与胶浆混匀后应静置除去气泡,涂膜时不宜搅拌,以免形成气泡。除气泡后应及时制膜,因久置后,药物易沉淀,使含量不均匀。

3. 配料、涂膜和干燥的温度不宜过高,时间不宜过长。

4. 玻璃板要光洁,加热前可先涂抹少量液体石蜡,以免脱膜困难。成膜材料不同也会影响对膜板的亲和力。若亲和力太小,浆液不易铺展,容易结聚成块;若亲和力太大,不易脱膜。

(二)甲硝唑口腔溃疡膜

【处方】

甲硝唑	0.3g
PVA 17-88	5.0g
甘油	0.3g
蒸馏水	50ml

【制法】 取处方量的 PVA 17-88、甘油、蒸馏水,搅拌浸泡溶胀后于 90℃水浴上加热使溶,趁热用 80 目筛网过滤,滤液放冷后加甲硝唑,搅拌使溶解,放置一定时间除气泡,然后倒在玻璃板上用刮板法制膜,厚度约为 0.3mm,于 80℃干燥后切成 1cm^2 的小片备用,每片含甲硝唑 1.6mg,药膜烫封在聚乙烯薄膜或铝箔中。

【质量检查】　膜剂的外观、重量差异。

（三）膜剂的质量要求

1.外观检查

膜剂外观应完整光洁,厚度一致,色泽均匀,无明显气泡。

2.重量差异检查

除另有规定外,取膜片 20 片,精密称定总重量,计算平均膜重后,再分别精密称定每片膜的重量。比较每片膜的重量与平均膜重,超出重量差异限度的不得多于 2 片,并不得有 1 片超出限度的 1 倍(见表 15-1)。

表 15-1　膜剂重量差异限度

平均膜重	重量差异限度
0.02g 及 0.02g 以下	±15%
0.02g 以上至 0.2g	±10%
0.2g 以上	±7.5%

五、实验结果与讨论

将实验结果记录于表 15-2 中。

表 15-2　膜剂质量检查结果

名称	外观	重量	平均膜重	重量差异
氢溴酸东莨菪碱				
甲硝唑口腔溃疡膜				

六、思考题

1.在小量制备膜剂时,常用哪些成膜方法? 简述操作要点及注意事项。

2.处方中的甘油起什么作用? 除此之外,膜剂中还有哪些种类辅料?

3.在膜剂制备中,如何防止气泡的产生?

4.除聚乙烯醇之外,常用的成膜材料还有哪几种?

实验 16　浸出制剂的制备

一、实验目的

1.通过橙皮酊的制备,掌握浸渍法、渗漉法的操作要点。
2.掌握酊剂、流浸膏剂对药物含量的一般规定。
3.了解超声波强化浸出方法。

二、实验原理

浸出制剂是指用适当的溶剂和方法,从药材中浸出有效成分所制得的供内服或外用的药物制剂,主要包括汤剂、酊剂、流浸膏剂、浸膏剂等。

酊剂系指药物用规定浓度的乙醇浸出或溶解制成的澄清液体制剂,亦可用流浸膏稀释制成。除另有规定外,含有毒、剧毒药品的酊剂,每 100ml 相当于原药物 10g;其他酊剂,每 100ml 相当于原药物 20g。

流浸膏剂系指药材用适宜的溶剂浸出有效成分后,蒸去部分溶剂,调整浓度至规定标准而制成的制剂,亦可用浸膏剂加规定溶剂稀释制成。除另有规定外,1ml 流浸膏剂相当于原药材 1g。

浸膏剂系指将药材浸出液浓缩后制得的稠膏状或粉状的半固体或固体剂型。除特别规定外,1g 浸膏剂相当于 2~5g 原药材。一些浸膏剂需用稀释剂调整至规定标准。

浸出方法包括浸渍法、渗漉法、煎煮法等。

三、实验器材与试剂

1.器材　圆锥形渗漉筒、广口磨口瓶、木槌、接收瓶、蒸馏瓶、量杯、球形冷凝管、酒精温度计、电炉、普通天平、脱脂棉、纱布、超声清洗机等。
2.试剂　橙皮(粗粉)、桔梗(粗粉)、板蓝根(粗粉)、乙醇等。

四、实验内容与方法

(一)橙皮酊

【处方】

橙皮(粗粉)	20g
70%乙醇	200ml

【制法】

1.浸渍法:称取干燥橙皮粗粉 20g,放入广口磨口瓶中,加入 70%乙醇 200ml,置 30℃处,定时振摇,浸渍 3 天,倾取上层浸渍液,用纱布过滤,残渣用力压榨,使残液完全压出,与滤液合并,放置24h,过滤即得。

2.超声波强化浸出法:称取干燥橙皮粗粉 20g,放入广口磨口瓶中,加入 70%乙醇 200ml,加瓶塞,置超声清洗机(输出功率不少于 250W)的清洗槽内水中,开机并调节频率,使面板电流表指示为最小值,调节功率在 250W,超声浸出 1h,停机,倾取上层清液,用纱布过滤,用力压榨残渣,残液与滤液合并,静置约 1h,过滤,即得澄清液。

3.渗漉法:称取橙皮粗粉,置有盖容器中,加 70%乙醇 30～40ml,均匀湿润后,密闭,放置 30min,另取脱脂棉一块,用溶剂湿润后平铺渗漉筒底部,然后分次将已湿润的粉末投入渗漉筒内,每次投入后,用木槌均匀压平。投完后,在药粉表面盖一层滤纸,纸上均匀铺压碎瓷石,然后将渗漉筒下连接的橡皮管夹放松,管口向上,缓缓不间断地倒入适量 70%乙醇,并始终使液面离药物数厘米,待溶液自出口流出,夹紧螺丝夹,流出液可倒回筒内,加盖,浸渍 24h 后,缓缓渗漉(1～2ml/min)至渗漉液达酊剂需要量的 3/4 时停止渗漉,压榨残渣,压出液与渗漉合并,静置 24h,过滤,测含醇量,然后添加适量乙醇至规定量,即得。

【用途】 芳香、苦味,健胃药,亦有祛痰作用。常用于配制橙皮糖浆。

【质量检查】

1.外观。

2.含乙醇量应为 48%～58%,具体操作详见附录。

3.有效成分的定性分析(薄层色谱法),具体操作详见附录。

【注意事项】

1.橙皮中含有挥发油及黄酮类成分,用 70%乙醇能使橙皮中的挥发油全部提出,且防止苦味树脂等杂质的溶入。

2.药材粉碎程度与浸出效率有重要关系。对组织较为疏松的药材,如橙皮,选用其粗粉浸出即可;而组织相对致密的桔梗,则可以选用中等粉或粗粉。粉末过细可能导致较多量的树胶、鞣质、植物蛋白等黏稠物质的浸出,对主药成分的浸出不利。

3.浸渍法的浸渍期间,应注意适宜的温度并时加振摇,以利活性成分的浸出。

4.超声强化浸出应注意调节频率与功率,并使清洗槽内水的液面略高于广口瓶内药材及浸出溶剂的液面,以利于强化浸出。超声清洗机清洗槽内应先加入适量的水后才能开机,否则清洗机极易损坏。

5.装渗漉筒前,应先用溶剂将药粉湿润。装筒时应注意分次投入,逐层压平,做到松紧均匀。

6.渗漉速度应适中,若过快,将影响有效成分的充分浸出,同时也增加了溶剂的消耗。

7.在浸渍和渗漉过程中要防止乙醇挥发。

8.浸出制剂含醇量的测定对保证浸出制剂主药含量及稳定贮存具有重要意义。

(二)桔梗流浸膏

【处方】

桔梗(粗粉)	60g
70%乙醇	适量
制成	60ml

【制法】 按渗漉法制备。称取桔梗粗粉 60g,加 70%乙醇适量使均匀湿润、膨胀后,分次均匀填装于渗漉筒内,加 70%乙醇浸没,浸渍 48h。缓缓渗漉(1～3ml/min),先收集 51ml(约药材量的 85%)初漉液,另器保存,继续渗漉,续漉液经低温减压浓缩后,与初漉液合并,

调整至 60ml,静置数日,过滤,即得。

【用途】 为祛痰剂。常用于配制咳嗽糖浆。

【质量检查】

1.外观。

2.含乙醇量应为 40%～50%,具体操作详见附录。

3.编制乙醇的物料平衡,具体操作详见附录。

五、实验结果与讨论

1.橙皮酊

(1)描述外观(颜色、状态等)。

(2)测定含醇量。

(3)根据薄层色谱法试验结果,绘制 TLC 图谱并讨论。

2.桔梗流浸膏

(1)描述外观(颜色、状态等)。

(2)测定含醇量。

(3)将制备过程中的醇用量及含醇量数据填入表 16-1 中。根据制备桔梗流浸膏实际消耗乙醇量、回收乙醇量等最后求出损耗百分率。

表 16-1　桔梗流浸膏的乙醇物料平衡数据

消耗记录	用量	折合成 95%醇量	获得记录	含醇量	折合成 95%醇量
70%醇润湿药材			成品流浸膏		
初漉液醇用量			回收乙醇		
渗漉过程醇用量			损耗		
稀释膏体醇用量					
总计醇用量			总计		

六、思考题

1.在用渗漉法制备浸出制剂时,粗粉先用溶剂湿润膨胀,浸渍一定时间并先收集药材量 85%的初漉液另器保存,以及去除溶剂须在低温下进行等,请说明原因。

2.比较浸渍法和渗漉法的特点及适应性。

3.在以醇为溶剂制备浸出制剂时,应注意些什么?

4.编制物料平衡表的意义是什么?

5.本实验中的制剂都有含醇量的规定,意义何在?

七、附录

(一)沸点法测定含醇量

取样品 50ml 加至容器内,同时加入少量止爆剂,在石棉网上加热,当样品温度升达 60～70℃时继续缓缓加热至沸腾状态,从样品开始沸腾经 5～10min 准确测量沸点(精确到

0.1℃），并按表 16-2 查出样品的含醇量。

沸点的校正：大气压每差 360Pa 时相差 0.1℃。当大气压高于 101325Pa 时，将从表中查得的沸点值减去校正值；反之，当大气压低于 101325Pa 时，则加上校正值。

表 16-2　醇含量(V/V)与沸点对照表(大气压：101325Pa)

沸点(℃)	醇含量(%)	沸点(℃)	醇含量(%)	沸点(℃)	醇含量(%)	沸点(℃)	醇含量(%)
99.3	1	87.1	25	82.9	49	80.5	73
98.3	2	86.8	26	82.8	50	80.4	74
97.4	3	86.6	27	82.7	51	80.3	75
96.6	4	86.4	28	82.6	52	80.2	76
96.0	5	86.1	29	82.5	53	80.1	77
95.1	6	85.9	30	82.4	54	80.0	78
94.3	7	85.6	31	82.3	55	79.9	79
93.7	8	85.4	32	82.1	56	79.8	80
93.0	9	85.2	33	82.0	57	79.7	81
92.5	10	85.0	34	81.9	58	79.6	82
92.0	11	84.9	35	81.8	59	79.5	83
91.5	12	84.6	36	81.8	60	79.45	84
91.1	13	84.4	37	81.7	61	79.4	85
90.7	14	84.3	38	81.6	62	79.3	86
90.5	15	84.2	39	81.5	63	79.2	87
90.0	16	84.1	40	81.4	64	79.1	88
89.1	17	83.9	41	81.3	65	79.0	89
89.0	18	83.8	42	81.2	66	78.85	90
88.8	19	83.7	43	81.1	67	78.8	91
88.5	20	83.5	44	81.0	68	78.7	92
88.1	21	83.3	45	80.9	69	78.6	93
87.8	22	83.2	46	80.8	70	78.5	94
87.5	23	83.1	47	80.7	71	78.3	95
87.2	24	83.0	48	80.6	72		

(二)乙醇的物料平衡

物料平衡是检查生产的一种手段，它不仅指明原料与产品的平衡现象，更重要的是反映生产上存在的问题，可作为改进和提高生产处方和工艺的参考。

在流浸膏制剂生产中的物料平衡，可以通过醇的投入量和制成流浸膏剂后回收醇的量以及生产过程的醇损耗量求算醇的物料平衡。醇的总用量可用物料平衡式表示：

$$g = g_1 + g_2 + g_3 \tag{16-1}$$

式中，g 为醇的总用量，g_1 为制成产品的含醇量，g_2 为回收醇的量，g_3 为生产过程中醇的损耗量。

$$醇的消耗百分率 = \frac{g_3}{g_1 + g_2 + g_3} \tag{16-2}$$

(三)薄层色谱法试验

取本品 2ml，水浴蒸干，加甲醇 5ml，浓缩至 1ml，作为供试品溶液。另取橙皮苷对照品加甲醇制成饱和溶液，作为对照溶液。照薄层色谱法(2015 年版《中国药典》四部通则 0502)试验，吸取上述两种溶液各 2μl，分别点于同一用 0.5％氢氧化钠制备的硅胶 G 薄层板上，以乙酸乙酯-甲醇-水(100∶17∶13)为展开剂，展至约 3cm，取出，晾干，再以甲苯-乙酸乙酯-甲酸-水(20∶10∶1∶1)的上层溶液为展开剂，展开至 8cm，取出，晾干，喷以三氯化铝试液，置紫外灯(365nm)下检视供试品与对照品显相同颜色的荧光斑点。

第四部分　药物制剂新技术和新剂型

实验 17　固体分散体的制备

一、实验目的

1. 掌握共沉淀法制备固体分散体的工艺流程。
2. 熟悉固体分散体的鉴定方法。

二、实验原理

固体分散体(solid dispersion)系指药物以分子、胶态、微晶等状态均匀分散在某一固态载体中形成的分散体系。将药物制成固体分散体具有如下作用:增加难溶性药物的溶解度和溶出速率;控制药物释放;利用载体的包蔽作用,掩盖药物的不良气味和降低药物的刺激性;使液体药物固体化等。固体分散体作为中间产物,可以根据需要进一步制成胶囊剂、片剂、软膏剂、栓剂以及注射剂等。

固体分散体所用载体材料分为水溶性载体材料、难溶性载体材料、肠溶性载体材料三大类。水溶性载体材料有聚乙二醇类(PEG)、聚维酮类(PVP)、表面活性剂类、有机酸类、糖类、醇类与纤维素衍生物类;难溶性载体材料有纤维素衍生物类、聚丙烯酸树脂类、脂质类;肠溶性载体材料有纤维素衍生物类、聚丙烯酸树脂类。载体材料在使用时可根据制备目的选择单一载体或混合载体。若以增加难溶性药物的溶解度和溶出速率为目的,则一般可选择水溶性载体材料。

固体分散体的类型有固体溶液、简单低共熔混合物、共沉淀物(也称共蒸发物)等。

常用固体分散技术有溶剂法、熔融法、溶剂-熔融法、研磨法、液相中溶剂扩散法、双螺旋挤压法等。

药物与载体是否形成了固体分散体,一般用红外光谱法、热分析法、粉末 X 射线衍射法、溶解度及溶出度测定法、核磁共振谱法等来验证。

三、实验器材与试剂

1. 器材　天平、恒温水浴、蒸发皿、研钵、80 目筛、玻璃板(或不锈钢板)、紫外分光光度计、容量瓶、溶出仪、5ml 注射器、0.8 μm 微孔滤膜、试管、移液管等。
2. 试剂　黄芩苷、布洛芬、布洛芬片(市售)、聚维酮(PVP) K-30、无水乙醇、二氯甲烷、$Na_2HPO_4 \cdot 12H_2O$、$NaH_2PO_4 \cdot 2H_2O$ 等。

四、实验内容与方法

（一）布洛芬-PVP 固体分散体（共沉淀物）的制备

【处方】

      布洛芬　　　　　　　0.5g

      PVP K-30　　　　　　2.5g

【制法】　布洛芬-PVP 共沉淀物的制备：取 PVP K-30 2.5g，置蒸发皿内，加无水乙醇-二氯甲烷（1∶1）混合溶剂 10ml，在 50～60℃水浴上加热溶解，再加入布洛芬 0.5g，搅匀使溶解，在搅拌下蒸去溶剂，取下蒸发皿置干燥器内干燥，置研钵研碎，过 80 目筛，即得。

布洛芬-PVP 物理混合物的制备：按共沉淀物中布洛芬和 PVP 的比例，称取适量的布洛芬和 PVP，混匀，即得。

【质量检查】　共沉淀物物相鉴别——溶出度测定

1. 试验样品：布洛芬片、布洛芬共沉淀物及物理混合物（含布洛芬均为 200mg）。

2. 溶出介质（pH6.8 磷酸盐缓冲液）的配制：称取 $Na_2HPO_4 \cdot 12H_2O$ 11.9g，加蒸馏水定容至 500ml，再称取 $NaH_2PO_4 \cdot 2H_2O$ 5.2g，加蒸馏水定容至 500ml，两液混合即得。

3. 标准曲线的绘制：精密称取干燥至恒重的布洛芬约 20mg，置 100ml 容量瓶中，加无水乙醇溶解，定容，摇匀。吸取溶液 0.1、0.2、0.3、0.4、0.5、0.6ml，分别置 10ml 容量瓶中，加溶出介质定容，以溶出介质为空白，在 222nm 波长处测定吸光度，以吸光度对浓度回归，得标准曲线回归方程。

4. 溶出度的测定：照溶出度测定法（2015 年版《中国药典》四部通则 0931 中第二法溶浆法）。溶出仪转速为 100r/min，溶出介质为 900ml pH 为 6.8 磷酸盐缓冲液，介质温度为 37 ± 0.5℃。

准确量取 900ml 溶出介质至溶出杯中，预热并保持 37 ± 0.5℃。另外，用烧杯盛装 200ml 溶出介质于恒温水浴中保温，作补充介质用。调节搅拌桨转速为 100r/min。取试验样品，分别置入溶出杯内，立即开始计时，分别于 1、3、5、10、15、20、30min 用注射器取样 5ml，同时补加保温的溶出介质 5ml，用 $0.8\mu m$ 微孔滤膜滤过，弃去初滤液，取续滤液 1ml 置 25ml 容量瓶中，加溶出介质定容，摇匀，以溶出介质为空白，在 222nm 处测定吸光度，按标准曲线回归方程计算不同时间各样品的累积溶出百分率，并对时间作图，绘制溶出曲线，比较各样品的溶出度。

【注意事项】

1. 在制备共沉淀物时，溶剂蒸发速度是影响共沉淀物均匀性及防止药物结晶析出的重要因素，常在搅拌下快速蒸发，均匀性好，结晶不易析出，否则共沉淀物均匀性差。如果有药物结晶析出，将影响所制备固体分散物的溶出度。

2. 共沉淀物蒸去溶剂后，倾入不锈钢板上（下面放冰块）迅速冷凝固化，有利于提高共沉淀物的溶出度。

3. 溶出率的测定，取样时，注意取样器伸入液面的位置。样品用微孔滤膜滤过时，速度应尽可能快，最好在 30s 内完成。

4. 在测定累积溶出百分率时，按布洛芬的实际投入量来计算，同时请注意进行校正。

(二)黄芩苷固体分散体(共沉淀物)的制备

【处方】

黄芩苷	0.5g
PVP K-30	4.0g

【制法】 黄芩苷-PVP 共沉淀物的制备:取黄芩苷 0.5g 于蒸发皿中,加入无水乙醇 10ml,置60~70℃水浴上加热溶解与分散约 2min,加入 4.0g PVP K-30,待 PVP 全部溶解后,将水浴温度调高至 80~90℃,搅拌下蒸去溶剂(听到"啪啪"声,药物与辅料呈均一的黏稠状态),取下蒸发皿,冷却(冷水浴或者冰浴)至室温,置真空干燥器内干燥 2~3h,置研钵中研碎,即得。

黄芩苷-PVP 物理混合物的制备:按共沉淀物中黄芩苷和 PVP 的比例称取,搅拌混匀,即得。

【质量检查】 共沉淀物物相鉴别——溶出度测定

1. 试验样品:黄芩苷原料药 100mg、黄芩苷共沉淀物及物理混合物约 900mg(含黄芩苷均为 100mg)。

2. 溶出介质(0.1mol/L 盐酸)的配制:精密量取浓盐酸溶液(约 10mol/L)10.0ml,加蒸馏水定容至 1000ml,即得。

3. 标准曲线的绘制:精密称取干燥至恒重的黄芩苷约 10mg,置 100ml 容量瓶中,加 50%乙醇约 60~70ml,超声处理约 20s 至药物完全溶解,冷却至室温后,用 50%乙醇定容,摇匀。吸取溶液 0.2、0.4、0.6、0.8 和 1.0ml,分别置 10ml 容量瓶中,用 50%乙醇稀释至刻度,混匀,在 277nm 波长处测定吸光度,以吸光度对浓度回归,得标准曲线。

4. 溶出度的测定:溶出仪转速为 100r/min,溶出介质为 900ml 0.1mol/L 盐酸溶液,介质温度为 37±0.5℃。

准确量取 900ml 溶出介质至溶出杯中,预热并保持 37±0.5℃。另外,用烧杯盛装 200ml 溶出介质于恒温水浴中保温,作补充介质用。调节搅拌桨转速为 100r/min。取试验样品,分别置溶出杯内,立即开始计时。分别于 5、10、15、20、30、40、50 和 60min 用注射器取样 10ml,同时补加保温的溶出介质 10ml,用 0.8μm 微孔滤膜滤过,弃去初滤液,取续滤液 5ml 置 10ml 容量瓶中,冷却至室温,用无水乙醇稀释至刻度,摇匀,从中精密移取 2ml 于 10ml 容量瓶中,用无水乙醇稀释至刻度,摇匀后在 277nm 波长处测定吸光度,按标准曲线计算不同时间各样品的累积溶出百分率,并对时间作图,绘制溶出曲线,比较各样品的溶出度。

【注意事项】

1. 在制备共沉淀物时,溶剂蒸发速度是影响共沉淀物均匀性及防止药物结晶析出的重要因素,常在搅拌下快速蒸发,均匀性好,结晶不易析出,否则共沉淀物均匀性差。如果有药物结晶析出,将影响所制备固体分散物的溶出度。

2. 在制备共沉淀物时,应尽量避免湿气的引入,否则不易干燥,难以粉碎,导致实验失败。

3. 建议用旋转蒸发仪进行溶解与蒸发操作。

五、实验结果与讨论

(一)布洛芬-PVP 固体分散体(共沉淀物)的制备

1. 将试验样品的溶出度测定时的稀释倍数及吸光度(Λ)填于表 17-1 中。

表 17-1　布洛芬试验样品溶出度测定记录及累积溶出百分率

样品	取样时间(min)	稀释倍数	A 值	C	C'	累积溶出百分率(%)
布洛芬片	1					
	3					
	5					
	10					
	15					
	20					
	30					
布洛芬-PVP共沉淀物	1					
	3					
	5					
	10					
	15					
	20					
	30					
布洛芬-PVP物理混合物	1					
	3					
	5					
	10					
	15					
	20					
	30					

$$浓度校正:C'_n = C_n + (V_0/V) \sum_{i=1}^{n-1} C_i \tag{17-1}$$

式中,C'_n 为校正浓度;C_n 为实测浓度;C_i 为 i 时间测得的浓度;V_0 为每次取样体积;V 为介质总体积。

$$累积溶出百分率(\%) = \frac{C'_n(\mu g/ml) \times 稀释倍数 \times 10^{-3}}{样品中布洛芬量(mg)} \tag{17-2}$$

2.绘制溶出曲线

以布洛芬累积溶出百分率(%)为纵坐标,以取样时间为横坐标,绘制试验样品的溶出曲线,讨论并说明固体分散体是否形成。

(二)黄芩苷固体分散体(共沉淀物)的制备

绘制溶出曲线,比较固体分散体与原料、物理混合物的溶出度差异。

六、思考题

1. 制备固体分散体可以采用什么方法？各种方法有什么优缺点？

2. 制备固体分散体在药剂学中有什么意义？

3. 固体分散体的类型有哪些？

4. 在采用溶剂法制备固体分散体（共沉淀物）时，载体材料是否需要预先进行筛分处理？

七、附录　溶出仪的调试与使用

1. 溶出仪的结构

溶出仪的结构外形如图 17-1 所示，转篮法、搅拌桨法和小杯法的仪器专用配件如图 17-2 所示。

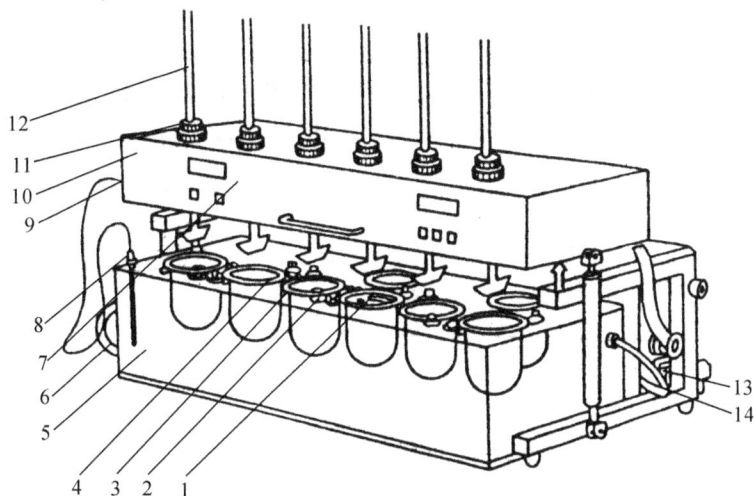

1—杯盖；2—压块；3—偏心轮；4—溶出杯；5—水浴箱；6—出水管；7—面板；8—温度传感器；
9—温度传感器插头；10—主机箱；11—离合器；12—桨杆；13—电源开关；14—进水管

图 17-1　溶出仪结构示意

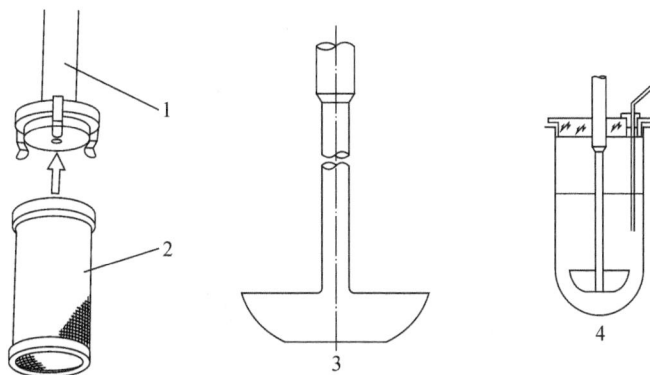

1—转篮杯；2—网篮；3—搅拌桨；4—小杯法装置

图 17-2　转篮法、搅拌桨法、小杯法仪器专用配件示意

2.溶出仪的使用方法

下面以 ZRS-6 型智能溶出仪为例,简单介绍该仪器的调试与使用。

(1)给水浴箱注入蒸馏水至水线标志。

(2)将电源插头接在有地线的 220V 电源插座中,按下仪器底右侧的电源开关,指示灯亮,水泵启动,水浴槽中的水开始循环流动。

(3)主机箱左侧是温度控制部分,设有选择键和加热键,温度选择共分 32.0℃、37.0℃、37.5℃、38.0℃四挡。按加热键,加热指示红灯亮,水开始加热。按住选择键,待选绿灯依次循环闪亮,到达设定的温度时,释放选择键,绿灯所对应的温度就是所需温度。水温将被控制在该点±0.2℃范围内。当温度到达设定温度时,红色指示灯灭,表示加热系统停止加热。当温度低于设定温度时,红色指示灯亮,表示加热系统开始加热。

(4)主机箱右侧是转速控制部分,设有启动键、减速键、加速键(见图 17-3)。按下电源开关后,在正常情况下转速显示窗应显示"P"。按启动键,各桨杆或转篮杆以 100r/min 的速度旋转。按减速键,转速逐渐降低,反之,按加速键,转速逐渐增加,转速可在 25～200r/min 范围内选择。释放启动键,转动停止,再按启动键可恢复原转速。

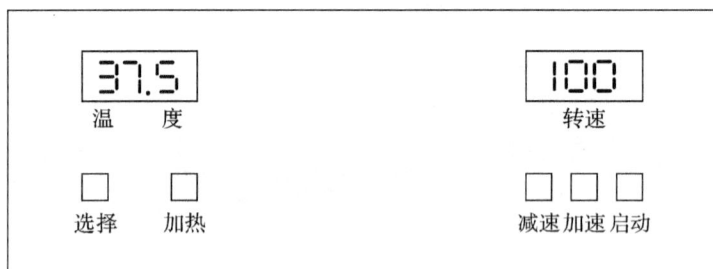

图 17-3 溶出仪面板示意

(5)取样针头和调整垫是为了方便达到药典规定的取样面而设置的,如 500ml 溶出介质使用薄垫长弯针头,600ml 溶出介质使用厚热长弯针头,900ml 溶出介质使用薄热短弯针头,1000ml 溶出介质使用厚垫短弯针头(见图 17-4)。

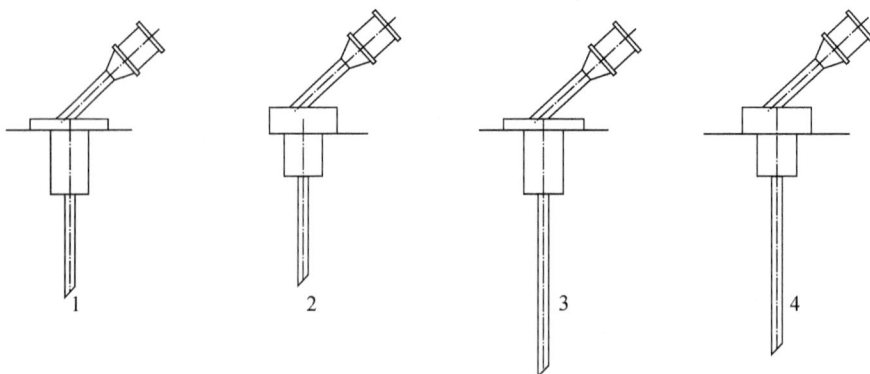

1—900ml;2—1000ml;3—500ml;4—600ml

图 17-4 取样针头与调整垫使用示意

(6)当需要更换水浴箱中的水时,可在出水嘴上更换上附件箱中的放水管,便可放水。

3.操作注意事项

(1)每次开机前,应将水浴箱中的水加至水线,开机后水应循环,如水不循环,通常是胶管中空气阻塞造成的,只要将空气排掉即可。

(2)样液用微孔滤膜过滤,应注意滤膜安装是否紧密正确,若滤膜安装不严密或有破损,则直接影响测定数据的准确性。

(3)溶出杯内介质的温度是通过外面的水浴箱控制的,水浴箱内应加入蒸馏水,不宜用自来水,以免长期使用腐蚀温控零件。最好用仪器本身的加热器升温,若直接注入热水,则应注意水温不宜过高,以免使塑料部件变形。

实验 18　包合物的制备

一、实验目的

1. 掌握饱和水溶液法制备包合物的工艺,熟悉包合物形成的验证方法。
2. 掌握计算包合物收率及挥发油包合物含油率的方法。

二、实验原理

包合技术系指一种分子被包嵌于另一种分子的空穴结构内,形成包合物(inclusion compound)的技术。包合物的主分子(host molecule)具有较大的空穴结构,足以将客分子(guest molecule)容纳在内,形成分子囊(molecule capsule)。

目前,常用的包合材料以环糊精(CYD)为最多。环糊精系淀粉用嗜碱性芽孢杆菌经培养得到的环糊精葡聚糖转位酶作用后所形成的产物,是由 6~10 个 D-葡萄糖分子以 1,4-糖苷键连接而成的环状低聚糖化合物。环糊精为水溶性、非还原性的白色结晶性粉末,常见的有 α-、β-、γ-CYD 三种,分别由 6、7、8 个葡萄糖分子构成。

环糊精包合物的制备方法很多,有饱和水溶液法、研磨法、喷雾干燥法、冷冻干燥法以及中和法等,其中以饱和水溶液法(亦称重结晶法或共沉淀法)为最常用。

环糊精包合物能否形成,是否稳定,主要取决于环糊精和药物的立体结构及两者的极性。药物分子必须与环糊精空穴的形状、大小相适应。

药物作为客分子经包合后,溶解度增大,稳定性提高,液体药物可粉末化,可防止挥发性成分挥发,掩盖药物的不良气味或味道,调节释药速率,提高药物的生物利用度,降低药物的刺激性与毒副作用等。

本实验选用薄荷油、莪术油为模型药物。薄荷油是从唇形科植物薄荷中提取的淡绿色挥发性精油,主含薄荷醇,具有良好的清凉、消炎、止痛、止痒、解痉作用。莪术油是由姜科植物莪术中提取得到的棕色挥发性精油,主含莪术醇,具有抗癌、抗感染、抗菌等作用,但稳定性较差,对光敏感,强光下易分解。

三、实验器材与试剂

1. 器材　磁力搅拌器、具塞三角瓶、恒温水浴、层析缸、差示热分析仪等。
2. 试剂　薄荷油、莪术油、β-环糊精、蒸馏水、无水乙醇、硅胶 G 等。

四、实验内容与方法

(一)薄荷油-β-环糊精包合物的制备

【处方】

β-环糊精	4g
薄荷油	1ml(约 0.908g)
蒸馏水	50ml

【制法】　称取 β-环糊精 4g，置 100ml 具塞三角瓶中，加入蒸馏水 50ml，加热溶解。降温至 50℃，得到 β-环糊精饱和水溶液。精密量取薄荷油 1ml，在磁力搅拌器搅拌下缓慢滴入 β-环糊精饱和水溶液中，待溶液中出现浑浊并有白色沉淀逐渐析出，继续恒温搅拌 2.5h。待沉淀析出完全后，滤过。用无水乙醇 5ml 洗涤 3 次，至沉淀表面近无油渍，将包合物至真空干燥器中干燥，即得。本品为白色干燥粉末，无明显的薄荷油气味。

【质量检查】

1. 外观：色泽、形态等。

2. 验证包合物的形成——薄层色谱分析（TLC）。

（1）硅胶 G 板的制作：将硅胶 G 和 0.5% CMC-Na 的水溶液（比例为 1g∶3ml）在研钵中向一个方向研磨混合，去除表面的气泡后，在玻板上平稳地涂布（厚度为 0.2～0.3mm），将涂好薄层的玻板，置水平台上于室温下晾干，然后在 110℃ 活化 30min，取出后立即置有干燥剂的干燥箱中备用。

（2）样品液的制备：取薄荷油 β-CD 包合物 0.5g，加入 95% 乙醇 2ml，振摇后滤过，滤液为样品 a；

另取薄荷油 2 滴，加入 95% 乙醇 2ml 混合溶解，得样品 b。

（3）TLC：分别吸取样品 a、b 溶液各 10μl，点于同一硅胶 G 薄层板上，以石油醚-乙酸乙酯（85∶15）为展开剂，展开前将板置于层析槽中饱和 10min，上行展开，取出晾干，喷以 5% 香草醛浓硫酸溶液，105℃ 烘至斑点清晰。

3. 测定含油量，计算包合物收率、含油率、油的收率（利用率）。

（1）精密量取薄荷油 1ml，置圆底烧瓶中，加蒸馏水 100ml，用挥发油提取法提取 2.5h，得到油状液体，再用无水硫酸钠脱水后，称重。

（2）称取相当于 1ml 莪术挥发油的包合物置圆底烧瓶中，加水 100ml，按上述方法提取挥发油，并计算。

$$包合物收率（\%）= \frac{包合物实际质量（g）}{β\text{-}环糊精（g）+ 投油量（g）} \times 100\% \qquad (18\text{-}1)$$

$$含油率（\%）= \frac{包合物中实际含油量（g）}{包合物量（g）} \times 100\% \qquad (18\text{-}2)$$

$$利用率（\%）= \frac{包合物中实际含油量（ml）}{投油量（ml）} \times 100\% \qquad (18\text{-}3)$$

【注意事项】

1. 制备包合物过程中搅拌时间要充分，应盖上瓶塞，防止薄荷油挥发。最后用无水乙醇洗涤时为了去除未包封的薄荷油，洗涤液不要过量，否则会影响含油率及包合物收率。

2. 在 TLC 中，要求点样量适当并应放置，待乙醇挥发完全后再展开，若上样过多或点样后立即展开会造成斑点拖尾，若上样太少则不出现斑点。在显色时，烘烤温度不宜过高，时间不宜过长，否则薄层板易糊化变黑。

(二)莪术油-β-环糊精包合物的制备

【处方】

β-环糊精	8g
莪术油	1ml
蒸馏水	100ml

【制法】　精密吸取莪术挥发油 1ml,加无水乙醇 5ml,溶解,即得,备用。称取 β-环糊精 8g,置烧杯中,加蒸馏水 100ml,在 60±1℃ 条件下制成饱和水溶液,保温,备用。另精密吸取莪术油乙醇液 5ml,缓慢滴入 60℃ 的 β-环糊精饱和水溶液中,用磁力搅拌器不断搅拌,并用 5ml 无水乙醇洗涤移液管,同时将洗涤液滴入 β-环糊精饱和水溶液中。待溶液中出现浑浊时逐渐有白色沉淀析出,继续搅拌 4h(为节省时间,可暂定搅拌 1h),停止加热,继续搅拌自然降温至室温,最后用冰浴冷却(也可于冰箱中放置 12h),待沉淀析出完全后,抽滤,用无水乙醇 5ml 洗涤 3 次,抽滤至干,50℃ 以下干燥,称重,计算收率。

【质量检查】

1.外观:色泽、形态等。

2.验证包合物的形成。

(1)薄层色谱分析(TLC)

①样品液的制备:精密称取包合物适量(相当于含有 0.5ml 莪术挥发油的量),加无水乙醇 9.5ml,振荡,取上清液,为样品 a;

精密吸取莪术挥发油 0.5ml,加无水乙醇 9.5ml,溶解,即得样品 b。

②TLC:分别吸取样品 a、b 溶液各 10μl,点于同一硅胶 G 薄层板上,以石油醚-醋酸乙酯(9:1)为展开剂,展开前将板置于层析槽中饱和 10min,上行展开,取出晾干,喷以 1％香草醛浓硫酸溶液,105℃烘至斑点清晰。

(2)DSC 法

①样品的制备:莪术挥发油为样品 a,β-环糊精为样品 b,包合物为样品 c,按包合物中的比例称取莪术挥发油与 β-环糊精,制成莪术挥发油与 β-环糊精的混合物,为样品 d。

②DSC 条件:用 α-Al$_2$O$_3$ 为参比物,升温速度为 10℃/min,升温范围为室温至 350℃。样品与参比物的称量大致相等,约为 4mg。

3.测定含油量,计算包合物收率、含油率、油的收率(利用率)。

(1)精密量取莪术油 1ml,置圆底烧瓶中,加蒸馏水 100ml,用挥发油提取法提取 2.5h,得到油状液体,再用无水硫酸钠脱水后,称重。

(2)称取相当于 1ml 莪术挥发油的包合物,置圆底烧瓶中,加水 100ml,按上述方法提取挥发油,并计算。

计算公式同上。

五、实验结果与讨论

1.描述两种包合物的外观。将两种包合物的含油率、利用率及收率记录到表 18-1 中。

表 18-1 包合物的含油率、利用率及收率

样品	含油率(%)	利用率(%)	收率(%)
薄荷油包合物			
莪术油包合物			

2.包合物形成的验证。

(1)绘制 TLC 图,比较包合前后的特征斑点和 R_f 值,说明包合物的形成情况。

(2)绘制莪术包合物的 DSC 图,比较包合前后与混合物的 DSC 图,说明包合物的形成情况。

六、思考题

1.制备环糊精包合物的方法有哪些？各有何特点？

2.本实验应注意哪些关键操作？

3.验证包合物的方法有哪些？

实验 19　微型胶囊的制备

一、实验目的

1. 掌握制备微囊的复凝聚或单凝聚工艺。
2. 熟悉光学显微镜目测法测定微囊粒径的方法。
3. 了解利用计算机软件测定微囊粒径及其分布的方法。

二、实验原理

微型胶囊(简称微囊)系利用高分子材料(通称囊材),将固体药物或液体药物(通称囊心物)包裹成直径为 $1\sim250\mu m$ 的微小胶囊。药物微囊化后,具有缓释作用,可提高药物的稳定性,掩盖药物的不良气味和口味,降低药物对胃肠道的刺激性,减少复方药物的配伍,改善药物的流动性与可压性,使液态药物可固体化,便于应用与贮存,可制备控释及缓释制剂,使药物浓集于靶区,提高疗效,降低毒副作用等。

常用的囊材可分为以下三大类:

1. 天然高分子材料,如明胶、阿拉伯胶、海藻酸盐、壳聚糖等。
2. 半合成高分子材料,如羧甲基纤维素盐、纤维醋酸酯、乙基纤维素、甲基纤维素、羟丙甲纤维素等。
3. 合成高分子材料,如聚乳酸、丙交酯-乙交酯共聚物、聚乳酸-聚乙二醇嵌段共聚物、ε-己内酯-丙交酯嵌段共聚物等。

微囊的制备方法很多,可归纳为物理化学法、化学法以及物理机械法三大类,可根据药物和囊材的性质与微囊的粒径、释放性能等要求进行选择。

本实验采用单、复凝聚法制备微囊,工艺简单,可用于多种药物的微囊化。复凝聚法的原理:以明胶与阿拉伯胶为例,将溶液 pH 值调至明胶的等电点以下使之带正电(当 pH 为 $4.0\sim4.5$ 时明胶带的正电荷多),而此时阿拉伯胶仍带负电,由于电荷互相吸引交联形成正、负离子的络合物,溶解度降低而凝聚成囊,加水稀释,甲醛交联固化,洗去甲醛,即得球形或类球形微囊。

单凝聚法的原理:以明胶作囊材为例,将药物分散在明胶溶液中,然后加入凝聚剂(可以是强亲水性电解质,如硫酸钠水溶液,或强亲水性非电解质,如乙醇),由于明胶分子水合膜的水分子与凝聚剂结合,使明胶的溶解度降低,分子间形成氢键,最后从溶液中析出而凝聚形成凝聚囊。这种凝聚是可逆的,一旦解除凝聚的条件(如加水稀释),就可发生解凝聚,使凝聚囊很快消失。在制备过程中可充分利用这种可逆性,经过几次凝聚与解凝聚,直到凝聚囊形成满意的形状为止(可用显微镜观察)。最后加入交联剂甲醛或戊二醛,甲醛与明胶发生胺醛缩合反应,戊二醛则与明胶发生 Schiff 反应,使明胶分子交联形成网状结构而固化,得到不凝结、不粘连、不可逆的球形或类球形微囊。

三、实验器材与试剂

1. 器材　电动搅拌器、恒温水浴、烧杯、冰浴等。
2. 试剂　液状石蜡、明胶、阿拉伯胶、甲醛、醋酸、氢氧化钠、无水硫酸钠等。

四、实验内容与方法

(一)单凝聚法制备液体石蜡微囊

【处方】

液体石蜡	2g
明胶	2g
37%甲醛溶液	2.4ml
10%醋酸溶液	适量
40%硫酸钠溶液	适量
蒸馏水	适量

【制法】

1. 液体石蜡乳状液的制备：称取明胶 2g，加蒸馏水 10ml，浸泡膨胀后，微热助其溶解，50℃保温即得，备用。称取液体石蜡 2g，加入 10ml 明胶水溶液，加水稀释至 60ml，用电动搅拌器搅拌或组织捣碎机乳化 1～2min 得初乳，用 10%醋酸溶液调节 pH 至 4，即得，备用。

2. 40%硫酸钠溶液的配制：称取无水硫酸钠 36g，加水 90ml 混匀，于 50℃溶解并加盖保温即得，备用。

3. 硫酸钠稀释液的配制：根据成囊后系统中所含的硫酸钠浓度（如为 $a\%$），再增加 1.5%［成为$(a+1.5)\%$］，配成该浓度后，再计算 3 倍于系统体积所需硫酸钠的重量。重新称量硫酸钠，配成该浓度后，于 50℃放置即得，备用。

4. 微囊的制备：将液体石蜡乳状液置于烧杯中，于恒温水浴维持 50℃，量取一定量的 40%硫酸钠溶液，缓慢滴入搅拌的乳状液中，至显微镜观察已凝聚成囊为度（需要硫酸钠溶液 10～12ml），记录硫酸钠溶液的用量，并计算出系统中的硫酸钠百分浓度，以及所需硫酸钠稀释液浓度，并配制稀释液。将体积为成囊系统 3 倍的稀释液倒入成囊系统中，使凝聚囊分散，冰水浴降温至 5～10℃，加 37%甲醛 2.4ml，搅拌 15min，加 20% NaOH 溶液调节 pH 至 8～9，继续搅拌 1h，静置待微囊沉降完全，倾去上清液，抽滤，多次用纯水抽洗，至无甲醛味且用 Schiff 试剂检查洗出液至不显色为止，抽干，即得。

【质量检查】　在光学显微镜下观察并绘制所制得微囊的形状，测定其粒径（最大和最多粒径），比较乳剂和微囊的形态区别。

【注意事项】

1. 根据生产方法的不同，明胶有 A 型和 B 型之分，A 型明胶的等电点为 pH 7～9，B 型明胶的等电点为 pH 4.8～5.2。制备微囊所用的明胶为 A 型。在配制明胶溶液时不可过早加热，需先自然溶胀，再加热溶解。

2. 所用的水均为纯水，以免离子干扰凝聚。

3. 用电动搅拌器搅拌乳化可保证乳化效果。研钵的乳化效果较差，乳化时间较长。

4. 用 10%醋酸溶液调 pH 时，应逐渐滴入，特别是当 pH 接近 4 左右时更应小心，并随时取样在显微镜下观察微囊的形成情况。

5.硫酸钠稀释液的浓度至关重要(过高或过低均会导致凝聚囊粘连成团或溶解),在凝聚成囊并不断搅拌下,立即计算出稀释液的浓度。

6.当降温接近凝固点时,微囊容易粘连,甲醛可使囊膜的明胶变性固化。固化完成后应将甲醛洗净,避免毒性。

7.用20%氢氧化钠溶液调节 pH 至7～8 时,可增强甲醛与明胶的交联作用,使凝胶的网状结构孔隙缩小而提高热稳定性。

(二)复凝聚法制备液状石蜡微囊

【处方】

液体石蜡($\rho=0.91$)	6ml
阿拉伯胶	5g
明胶	5g
37%甲醛溶液	2.5ml
10%醋酸溶液	适量
20% NaOH 溶液	适量
蒸馏水	适量

【制法】

1.明胶溶液的配制:称取明胶 5g,用蒸馏水适量浸泡溶胀后,加热溶解,加蒸馏水至100ml,搅匀,50℃保温备用。

2.阿拉伯胶溶液的配制:取蒸馏水 80ml,置小烧杯中,加阿拉伯胶粉末 5g,加热至 60℃左右,轻轻搅拌使溶解,加蒸馏水至 100ml。

3.液体石蜡乳剂的制备:取液体石蜡 6ml 与 5%阿拉伯胶溶液 100ml,置组织捣碎机中,乳化 10s,即得乳剂。

4.乳剂镜检:取液体石蜡乳剂 1 滴,置载玻片上镜检,绘制乳剂形态图。

5.混合:将液体石蜡乳转入 1000ml 烧杯中,置 50～55℃水浴上加 5%明胶溶液 100ml,轻轻搅拌使混合均匀。

6.微囊的制备:在不断搅拌下,滴加 10%醋酸溶液于混合液中,调节 pH 至 3.8～4.0(广泛试纸)。

7.微囊的固化:在不断搅拌下,将约 30℃蒸馏水 400ml 加至微囊液中,将含微囊液的烧杯自 50～55℃水浴中取下,不停搅拌,自然冷却,待温度为 32～35℃时,加入冰块,继续搅拌至温度为 10℃以下,加入 37%甲醛溶液 2.5ml(用蒸馏水稀释一倍),搅拌 15min,再用 20% NaOH 溶液调其 pH 至 8～9,继续搅拌 45min,观察至析出为止,静置待微囊沉降。

8.镜检:显微镜下观察微囊的形态并绘制微囊形态图,记录微囊的大小(最大和最多粒径)。

9.过滤(或离心分离):待微囊沉降完全,倾去上清液,过滤(或离心分离),微囊用蒸馏水洗至无甲醛味,抽干,即得。

【质量检查】　在光学显微镜下观察并绘制所制得微囊的形状,测定其粒径(最大和最多粒径),比较乳剂和微囊的形态区别。

【注意事项】

1.在用复凝聚法制备微囊时,操作关键是用 10%醋酸溶液调节 pH,调节时一定要把溶液搅拌均匀,使整个溶液的 pH 为 3.8~4.0。

2.在制备微囊的过程中,始终伴随搅拌,但搅拌速度以产生泡沫最少为度,必要时加入几滴戊醇或辛醇消泡,可提高收率。

3.为避免微囊粘连成团,固化前勿停止搅拌。

五、实验结果与讨论

1.微囊的性状:记录所制备各微囊的外观、颜色、形状,并绘制光学显微镜下微囊和乳剂的形态图,说明两者的差别。

2.记录微囊的直径(最大粒径和最多粒径)。

3.测定制备得到的微囊的平均粒径及其粒径分布:应提供粒径的平均值及其分布的数据或图形。

(1)粒径的测定:有多种方法,如光学显微镜法、电感应法、光感应法或激光衍射法等。测定不少于 200 个微囊的粒径(2015 年版《中国药典》要求 500 个,由于实验时间限制只测200 个),由计算机软件或下式求得算术平均粒径 d_{av}:

$$d_{av} = \sum (nd) / \sum n = (n_1 d_1 + n_2 d_2 + \cdots + n_n d_n)/(n_1 + n_2 + \cdots + n_n) \quad (19\text{-}1)$$

式中,n_1、n_2、$\cdots$、n_n 分别为具有粒径 d_1、d_2、$\cdots$、d_n 的粒子数。

(2)粒径分布:粒径分布数据,常用各粒径范围内的粒子数或百分率表示,有时也可用跨距表示。

①跨距:跨距愈小分布愈窄,即粒子大小愈均匀。跨距计算公式如下:

$$跨距 = (D_{90} - D_{10})/D_{50} \quad (19\text{-}2)$$

式中,D_{90}、D_{50}、D_{10} 分别指粒径累积分布图中 90%、50%、10% 处所对应的粒径。图 19-1 的微囊跨距 $=(40-20)/32=0.625$。

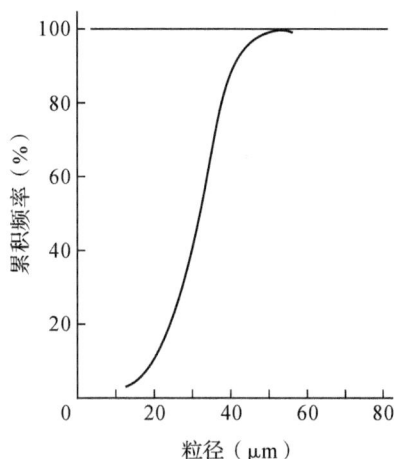

图 19-1 粒径累积分布图

②各粒径范围内的粒子数或百分率:以粒径为横坐标,以频率(粒子个数除以粒子总数所得的百分率)为纵坐标,可得粒径分布曲线,以各粒径范围的频率对各粒径范围的平均值可作粒径分布直方图,见图 19-2。

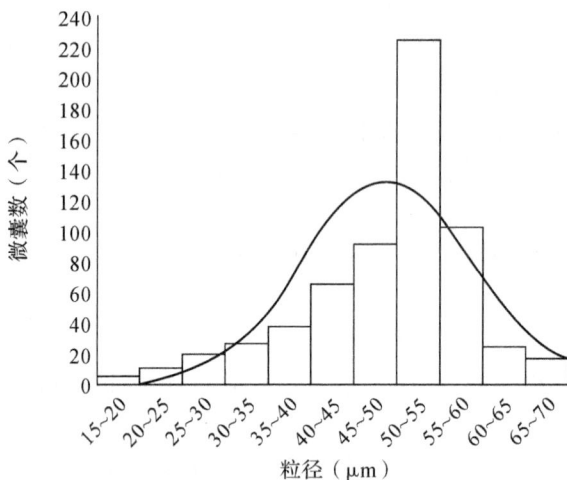

图 19-2　粒径分布曲线与粒径分布直方图

粒径分布也常用多分散指数（polydispersity index，PDI）表示：

$$PDI = \frac{SD}{d} \tag{19-3}$$

式中，d 为平均粒径；SD 为粒径的标准偏差。PDI 通常在 0.1～0.5，愈小表示微囊大小愈均匀，PDI 在 0.1 以下则是非常均匀。

六、思考题

1. 试述药物微囊化的目的、制备微囊的方法及各自适用的范围。

2. 用单凝聚法与复凝聚法制备微囊的两种工艺有什么异同？

3. 在用复凝聚法制备微囊时各步操作的目的及要点分别有哪些？

4. 在操作时应如何控制以使微囊形状好、收率高？

5. 使用交联剂的目的和条件是什么？用 Schiff 试剂检查时显色的反应是什么？

实验 20　盐酸小檗碱脂质体的制备与包封率的测定

一、实验目的

1. 掌握薄膜分散法制备脂质体的工艺。
2. 掌握用阳离子交换树脂法测定脂质体包封率的方法。
3. 熟悉脂质体形成原理与作用特点及其包封率的测定方法。
4. 了解主动载药与被动载药的概念。

二、实验原理

脂质体是以磷脂与(或不与)附加剂为骨架膜材制成的、具有双分子层结构的封闭囊状体。制备脂质体的材料主要有磷脂和胆固醇,胆固醇的作用是调节双分子层的流动性,降低脂质体膜的通透性,与磷脂混合使用,可制得稳定的脂质体。用于制备脂质体的磷脂有天然磷脂,如大豆卵磷脂、蛋黄卵磷脂等;合成磷脂,如二棕榈酰磷脂酰胆碱、二硬脂酰磷脂酰胆碱等。常用的附加剂为胆固醇。脂质体中的其他附加剂有十八胺、磷脂酸等,这些附加剂能改变脂质体表面的电荷性质,从而改变脂质体的包封率、体内外稳定性、体内分布等其他相关参数。

脂质体可分为三类:①小单室(层)脂质体,粒径为 20～50nm,经超声波处理的脂质体,绝大部分为小单室脂质体;②多室(层)脂质体,粒径为 400～3500nm,显微镜下可观察到犹如洋葱断面或人手指纹的多层结构;③大单室脂质体,粒径为 200～1000nm,用乙醚注入法制备的脂质体多为这一类。

脂质体的制备方法有多种,可根据药物的性质或需要进行选择。

1. 薄膜分散法:一种经典的制备方法,可形成多室脂质体,经超声处理可得到小单室脂质体。此法操作简便,脂质体结构典型,但包封率较低。

2. 注入法:有乙醚注入法和乙醇注入法等。乙醇(或乙醚)注入法是将磷脂等溶于乙醇(或乙醚)中,在搅拌下慢慢滴于 55～65℃含药或不含药的水性介质中,蒸去乙醇(或乙醚),继续搅拌 1～2h,即可形成脂质体。

3. 逆相蒸发法:将磷脂等脂溶性成分溶于有机溶剂(如氯仿、二氯甲烷)中,再按一定比例与含药的缓冲液混合、乳化,然后减压蒸去有机溶剂即可形成脂质体。该法适用于水溶性药物、大分子活性物质,如胰岛素等脂质体的制备,可提高包封率。

4. 冷冻干燥法:适于在水中不稳定药物脂质体的制备。

5. 熔融法:采用此法制备的多室脂质体,其物理稳定性好,可加热灭菌。

根据药物装载的机制不同,含药脂质体的制备可分为主动载药与被动载药两大类。主动载药是通过脂质体内外水相的不同离子或化合物梯度进行载药,主要有 K^+-Na^+ 梯度和 H^+ 梯度(即 pH 梯度)等。所谓被动载药,即首先将药物溶于水相或有机相中(根据溶解性),然后按所选择的脂质体制备方法制备含药脂质体。决定脂质体包封率的因素为药物与磷脂膜的作用力、膜材的组成、脂质体的内水相体积、脂质体数目及药脂比(药物与磷脂膜材比)等。传统上,采用最多的方法是被动载药法。对于脂溶性的、与磷脂膜亲和力高的药物,被动载药法较为适用。而对于两亲性药物,其油水分配系数受介质的 pH 值和离子强度的影响较大,包封条件对包封率有较大的影响,此时可采用主动载药法。

评价脂质体质量的指标有粒径、粒径分布和包封率等。其中脂质体的包封率是评价脂质体内在质量的一个重要指标。常见的包封率测定方法有超速离心法、分子筛法、超滤法等。本实验以盐酸小檗碱为模型药物,采用阳离子交换树脂法测定了用主动载药法制备的脂质体的包封率。

盐酸小檗碱的结构如下:

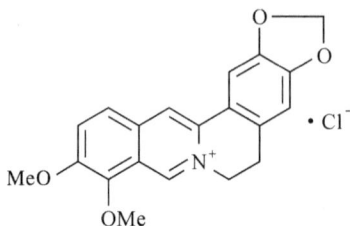

阳离子交换树脂法是利用离子交换作用,将带正电荷的未包进脂质体内的药物(即游离药物)吸附,如本实验中的游离的小檗碱,而包封于脂质体内的药物(如小檗碱),由于脂质体带负电荷,不能被阳离子交换树脂吸附,从而达到分离目的,用以测定包封率。

三、实验器材与试剂

1.器材　旋转蒸发仪、烧瓶、磁力搅拌器、恒温水浴、光学显微镜、玻璃棉、针筒注射器、微孔滤膜、紫外分光光度计、容量瓶等。

2.试剂　盐酸小檗碱、注射用大豆卵磷脂、胆固醇、无水乙醇、95％乙醇、磷酸氢二钠、磷酸二氢钠、枸橼酸、枸橼酸钠、碳酸氢钠、阳离子交换树脂等。

四、实验内容与方法

(一)空白脂质体的制备

【处方】

注射用大豆卵磷脂	0.9g
胆固醇	0.3g
无水乙醇	2ml
枸橼酸缓冲液	适量
制成	30ml

【制法】

1.枸橼酸缓冲液(pH 约 3.8)的配制:称取枸橼酸 10.5g 和枸橼酸钠 7.0g,置 1000ml 容量瓶中,加水溶解并稀释至刻度,摇匀。

2.称取处方量的磷脂和胆固醇于 100ml 烧瓶中,加无水乙醇 2ml,置 55～60℃水浴中,搅拌使之溶解,于旋转蒸发仪上旋转,使磷脂、胆固醇的乙醇液在烧瓶壁上成膜,减压除乙醇,制备脂质膜。

3.另取枸橼酸缓冲液 30ml 于小烧杯中,同置于 55～60℃水浴中,保温,待用。

4.取预热的枸橼酸缓冲液 30ml,加至含有磷脂和胆固醇脂质膜的小烧瓶中,于 55～60℃水浴中旋转水化 10min。随后取出脂质体液于小烧杯内,置磁力搅拌器上,室温搅拌 20～30min,如果溶液体积减少,可补加水至 30ml,混匀,即得。

5.取样,在光学显微镜(油镜)下观察脂质体的形态,记录最多和最大的脂质体的粒径。随后用 10ml 注射器吸取所得的脂质体,挤压使通过 0.8μm 微孔滤膜各两遍,进行整粒,再于油镜下观察脂质体的形态,画出所见脂质体结构,记录最多和最大的脂质体的粒径。

【质量检查】 观察粒子形态、最大粒径与最多粒径。

【注意事项】

1.在整个实验过程中禁止用火。

2.磷脂和胆固醇的乙醇溶液应澄清,不能在水浴中放置过长时间。

3.磷脂、胆固醇形成的薄膜应尽量薄和均匀。

4.当置水浴中搅拌水化 10min 时,一定要充分保证所有脂质水化,不得存在脂质块。

(二)被动载药法制备盐酸小檗碱脂质体

【处方】

注射用大豆卵磷脂	0.6g
胆固醇	0.2g
无水乙醇	2ml
盐酸小檗碱溶液(1mg/ml)	30ml
制成脂质体	30ml

【制法】

1.磷酸盐缓冲液(PBS)的配制:称取磷酸氢二钠 0.37g 与磷酸二氢钠 2.0g,加蒸馏水适量,溶解并稀释至 1000ml(pH 约为 5.8),摇匀。

2.盐酸小檗碱溶液的配制:称取适量的盐酸小檗碱溶液,用磷酸盐缓冲液分别配成 1.0mg/ml 和 3.0mg/ml 的两种浓度的溶液。

3.盐酸小檗碱脂质体的制备:按处方量称取大豆卵磷脂、胆固醇置 100ml 烧瓶中,加无水乙醇 2ml,余下操作除将磷酸盐缓冲液换成盐酸小檗碱溶液外,同"空白脂质体的制备",即为用被动载药法制备的盐酸小檗碱脂质体。

【质量检查】

1.观察粒子形态、最大粒径与最多粒径。

2.测定药物的包封率。

【注意事项】 同前。

(三)主动载药法制备盐酸小檗碱脂质体

1.NaHCO₃ 溶液(pH 约 7.8)的配制:称取 NaHCO₃ 50g,置 1000ml 容量瓶中,加水溶解并稀释至刻度,混匀,即得。

2.主动载药:准确量取上述(一)项中制得的空白脂质体 2.0ml、药液(3mg/ml)1.0ml、

$NaHCO_3$ 溶液 0.5ml,在振摇下依次加入 10ml 西林瓶中,混匀,盖上塞,于 70℃ 水浴中保温 20min,随后立即用冷水降温至室温,即得。

【质量检查】

1. 观察粒子形态、最大粒径与最多粒径。

2. 测定药物的包封率。

【注意事项】

1. 在"主动载药"过程中,加药顺序一定不能颠倒,加三种液体时,随加随摇,确保混合均匀,保证体系中各部位的梯度一致。

2. 水浴保温时,应注意随时轻摇,只需保证体系均匀即可,无需剧烈摇动。

3. 在用冷水降温过程中,应轻摇。

(四)盐酸小檗碱脂质体包封率的测定

1. 阳离子交换树脂分离柱的制备:称取已处理好的阳离子交换树脂适量,装于底部已垫有少量玻璃棉(或多孔垫片)的 5ml 注射器筒中,加入经 PBS 水化过的阳离子交换树脂,自然滴尽 PBS,即得。

2. 柱分离度的考察

(1)盐酸小檗碱与空白脂质体混合液的制备:精密量取 3mg/ml 盐酸小檗碱溶液 0.5ml,置小试管中,加入 1.0ml 空白脂质体,混匀,即得。

(2)空白溶剂的配制:取乙醇(95%)30ml,置 50ml 容量瓶中,加 PBS 至刻度,摇匀,即得(必要时过滤)。

(3)对照品溶液的制备:取(1)中制得的混合液 0.1ml,置 10ml 容量瓶中,加入 95% 乙醇 6.0ml,振摇使之溶解,再加 PBS 至刻度,摇匀,过滤,弃去初滤液,取续滤液 4.0ml 于 10ml 容量瓶中,加(2)项中的空白溶剂至刻度,摇匀,即得。

(4)样品溶液的制备:取(1)中制得的混合液 0.1ml 至分离柱顶部,待柱顶部的液体消失后,放置 5min,轻轻加入 PBS(注意:不能将柱顶部离子交换树脂冲散),进行洗脱(需 2～3ml PBS),同时收集洗脱液于 10ml 容量瓶中,加入 95% 乙醇 6.0ml,振摇使之溶解,再加 PBS 至刻度,摇匀,过滤,弃去初滤液,取续滤液为样品溶液。

(5)吸光度的测定:以空白溶剂为对照,在 345nm 波长处分别测定样品溶液与对照品溶液的吸光度,按式(20-1)计算柱分离度。柱分离度要求大于 0.90。

$$柱分离度 = 1 - [A_样/(A_对 \times 2.5)] \qquad (20-1)$$

式中,$A_样$ 为样品溶液的吸光度;$A_对$ 为对照溶液的吸光度;2.5 为对照溶液的稀释倍数。

3. 包封率的测定:精密量取盐酸小檗碱脂质体 0.1ml 两份,一份置 10ml 容量瓶中,按"柱分离度的考察"项下(3)进行操作,另一份置于分离柱顶部,按"柱分离度的考察"项下(4)进行操作,所得溶液于 345nm 波长处测定吸光度,按式(20-2)计算包封率:

$$包封率(\%) = (A_1/A_t) \times 100\% \qquad (20-2)$$

式中,A_1 为通过分离柱后收集脂质体中盐酸小檗碱的吸光度;A_t 为未过柱盐酸小檗碱脂质体中药物吸光度;$A_t = A_样 \times 2.5$,其中 2.5 为未过柱脂质体液体的稀释倍数。

五、实验结果与讨论

1. 绘制显微镜下脂质体的形态图。从形态上看,脂质体、乳剂及微囊有何差别?

2.记录显微镜下可观察到的脂质体形态与粒径于表 20-1 中。

表 20-1　显微镜下观察到的脂质体形态与粒径

脂质体类别	形态	最大粒径(μm)	最多粒径(μm)	备注
空白脂质体				
被动载药脂质体				
主动载药脂质体				

3.计算柱分离度与包封率。

4.以包封率为指标,评价主动载药法与被动载药法制备盐酸小檗碱脂质体方法的优劣。

六、思考题

1.本实验空白脂质体的制备属于脂质体制备的哪种方法?

2.简述以脂质体作为药物载体的特点。请讨论影响脂质体形成的因素。

3.如何提高脂质体对药物的包封?

实验 21　茶碱缓释片的制备及释放度测定

一、实验目的

1. 掌握溶蚀性和亲水凝胶骨架型缓释片的设计原理和制备方法。
2. 熟悉缓释制剂的基本原理与设计方法。
3. 熟悉测定缓释制剂释放度的方法。

二、实验原理

缓释制剂系指用药后能在较长时间内持续释放药物以达到长效作用的制剂。其中药物释放主要是一级过程。

缓释制剂按剂型分主要有片剂、颗粒剂、小丸剂、混悬剂、胶囊剂、膜剂、栓剂、植入剂等，其中，片剂又分为骨架片、膜控片、胃内漂浮片、生物黏附片等。骨架型缓释片是目前研究最多、制备工艺相对简单的品种。骨架片是药物和一种或多种骨架材料以及其他辅料，通过制片工艺而成形的片状固体制剂。

常用的骨架材料有：①不溶性骨架材料，如乙基纤维素、聚乙烯、聚丙烯、聚硅氧烷、乙烯-醋酸乙烯共聚物和聚甲基丙烯酸甲酯等；②生物溶蚀性骨架材料，如硬脂酸、巴西棕榈蜡、单硬脂酸甘油酯和十八烷醇等；③亲水凝胶骨架材料，如天然胶（海藻酸钠、琼脂、西黄蓍胶等）、纤维素衍生物（甲基纤维素、羟乙基纤维素、羟丙甲纤维素等）、非纤维素多糖（壳多糖、半乳糖、甘露聚糖等）。

使用不同的骨架材料或采用不同的工艺制成的骨架片，可以通过不同的释药机制延长作用时间、减少服用次数、降低刺激性或副作用，以及提高生物利用度。

释放度系指口服药物从缓释制剂、控释制剂或肠溶制剂在规定溶剂中释放的速度和程度。检查释放度的制剂不再进行溶出度或崩解时限的检查。通过释放度的测定，找出其释放规律，从而可选定所需的骨架材料，同时，亦用于控制片剂的质量，确保片剂以适宜的速度释药进而确保其疗效。释放度的测定按照溶出度测定法（2015 年版《中国药典》四部通则0931 项下方法）进行，释放介质为人工胃液和人工肠液，有时也可用水或其他介质。一般采用三个时间点取样：第一个时间点通常为 1 或 2h，主要考察制剂有无突释效应；第 2 个或第 3 个时间点主要考察制剂释放的特性和趋势；最后一个时间点主要考察制剂是否释放完全，释放量要求在 75% 以上。

本实验以茶碱为模型药物，制备溶蚀性骨架片和亲水凝胶骨架片，通过延缓药物的溶解和扩散达到缓释的目的。2015 年版《中国药典》规定，茶碱缓释片的释放度标准为每片在2h、6h 与 12h 的溶出量应分别为 25%～45%、35%～55% 和 50% 以上。

三、实验器材与试剂

1. 器材　单冲压片机、紫外分光光度计、溶出仪、容量瓶等。
2. 试剂　茶碱、硬脂醇、羟丙基甲基纤维素（HPMC K10M）、乳糖、硬脂酸镁、乙醇等。

四、实验内容与方法

(一)茶碱溶蚀性骨架片的制备

【处方】

茶碱	3g
硬脂醇	0.3g
HPMC K10M	0.03g
硬脂酸镁	0.039g
共制得	30 片

【制法】 取茶碱,过 100 目筛。另将硬脂醇置于蒸发皿中,于 80℃水浴上加热融化,加入茶碱搅匀,冷却,置研钵中研碎。加羟丙基甲基纤维素胶浆(以 80％乙醇 3ml 制得)制成软材(若胶浆量不足,可再加适量 80％乙醇),18 目筛制粒。湿颗粒于 50～60℃干燥,16 目筛整粒,称重,加入硬脂酸镁混匀,压片即得。计算片重,每片含茶碱 100mg。

【质量检查】 释放度。

(二)茶碱亲水凝胶骨架片的制备

【处方】

茶碱	3.0g
HPMC K10M	1.2g
乳糖	1.5g
80％乙醇	适量
硬脂酸镁	0.069g
共制得	30 片

【制法】 将茶碱、乳糖分别过 100 目筛,羟丙基甲基纤维素过 80 目筛,混合均匀后,加 80％乙醇制成软材,过 18 目筛制粒。湿颗粒于 50～60℃干燥,16 目筛整粒,称重,加入硬脂酸镁混匀,压片即得。计算片重,每片含茶碱 100mg。

【质量检查】 释放度。

【注意事项】

1. 亲水凝胶骨架片主要以羟丙基甲基纤维素为骨架材料,遇水形成凝胶层,继续水化后,骨架膨胀,凝胶层增厚,茶碱释放速度减慢(茶碱水溶性小),在处方中加入乳糖,可使水分渗入片芯,加快释放速度。通过改变 HPMC、乳糖用量来调节药物的释放速度。

2. 以 80％乙醇为润湿剂,制得的软材要握之成团,轻压即散。

3. 缓释片的硬度一般控制在 5～7N。

(三)释放度试验方法

1. 标准曲线的制作:精密称取茶碱对照品约 20mg,置 100ml 容量瓶中,加蒸馏水溶解,摇匀并定容。精密量取此溶液 10ml 于 50ml 容量瓶中,加蒸馏水摇匀并定容。再精密量取

1.0、2.0、4.0、10.0 和 15.0ml 该溶液,分别置于 50ml 容量瓶中,加蒸馏水定容。按紫外分光光度法,在波长 270nm 处测定吸光度,以吸光度对浓度进行回归分析,得到标准曲线。

2.释放度试验:取制得的茶碱溶蚀性骨架型缓释片或亲水凝胶骨架型缓释片各 6 片,按 2015 年版《中国药典》释放度测定方法规定,采用溶出度测定法桨法的装置,以蒸馏水 900ml 为释放介质,温度为 37±0.5℃,转速为 50r/min,经 1、2、3、4、5、6 和 12h 分别取样 3ml,同时补加同体积释放介质,样品经 0.45μm 微孔滤膜过滤,取续滤液 1ml,置于 10ml 容量瓶中加蒸馏水定容,在 270nm 波长处测定吸光度,分别计算每片在上述不同时间的溶出量。

五、实验结果与讨论

1.标准曲线   将标准溶液的浓度与吸光度进行最小二乘法线性回归,求得标准曲线,数据填入表 21-1 中。

表 21-1   标准溶液浓度与相应吸光度

浓度,C	
吸光度,A	

标准曲线 $C=$

($r=$,线性范围:)

2.根据标准曲线,求得各取样点释放液中的药物浓度,计算各取样时间药物的累积释放量(%),将结果填于表 21-2 中。

表 21-2   缓释制剂的累积释放量

样品	溶蚀性骨架片						亲水凝胶骨架片					
取样时间(h)	1	2	3	4	6	12	1	2	3	4	6	12
吸光度测定值,A												
药物浓度(μg/ml)												
累积释放量(%)												

$$释放量 = \frac{C \times D}{标示量} \times 100\% \tag{21-1}$$

式中,C 为溶出介质中药物浓度;D 为溶出介质的体积(ml)。

3.绘制累积释放量-时间曲线图(纵坐标为累积释放量,横坐标为时间)。

4.比较不同处方茶碱缓释片的释放曲线,作出评价。

六、思考题

1.设计口服缓释制剂时主要考虑哪些影响因素?

2.测定缓释制剂的释放度实验有何意义?如何使其具有实用价值?

实验 22　经皮渗透实验

一、实验目的

1. 掌握体外经皮渗透实验的方法。
2. 熟悉药物经皮渗透实验中的数据处理方法。
3. 了解实验中所用皮肤的处理方法。

二、实验原理

经皮给药系统开发中,研究药物通过皮肤(或人工膜)渗透的体外实验是必不可少的,可用于预测药物经皮吸收的速度,研究药物经皮渗透速度的影响因素(包括介质、处方组成和经皮吸收促进剂等),是药物经皮制剂有效性和安全性的前提保障。药物经皮渗透实验是将剥离的皮肤(或人工膜)夹在扩散池(改进的 Valia-Chien 扩散池,见图 22-1)中的两个半池中,角质层面向供应室(给药池),将药物置于供应室(给药池)中,于给定的时间间隔测定皮肤另一侧接受室(接收池)内的介质中药物浓度,分析药物经皮肤渗透的动力学。

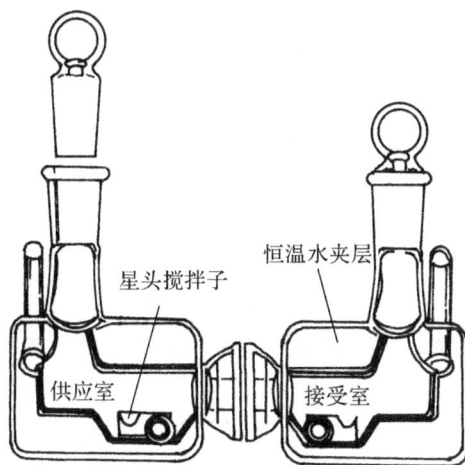

图 22-1　经皮渗透实验的水平扩散池

药物制剂的经皮通透性一般利用立式扩散池(改进的 Franz 扩散池,见图 22-2)进行测定和评价,由此再展开处方筛选和优化研究。

药物置皮肤表面后向皮肤内渗透,通过角质层、表皮层,到达真皮层,由于真皮层内有丰富的毛细血管,有利于药物吸收进入体循环,因此药物在皮肤内表面的浓度很低,接近于零,达到“漏槽”条件。在体外实验中,如果置皮肤表面的给药池中的药物浓度较高,且远远大于接受室中的药物浓度,就可满足“漏槽”条件。如果以 t 为横坐标,以药物通过皮肤的累积渗透量 M 为纵坐标作图,则在达到稳态后可以得到一条直线,其斜率为药物的稳态经皮渗透速度(稳态流量)。可用 Fick 扩散定律分析药物在皮肤内的渗透行为,药物的稳态流量 J 与

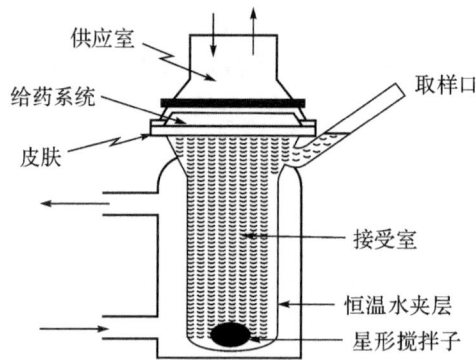

图 22-2 经皮渗透的立式扩散池

皮肤中药物的浓度梯度呈正比,用式(22-1)表示。

$$J = A \frac{\mathrm{d}M}{\mathrm{d}t} = A \frac{DK}{h}(C_0 - C_t) \tag{22-1}$$

式中,A 为药物的有效扩散面积;D 为药物在皮肤中的扩散系数;K 为药物在皮肤/介质中的分配系数;h 为药物在皮肤中的扩散路径;C_0 为给药池中药物的浓度;C_t 为 t 时刻接收池中药物的浓度。

如果 $C_0 \gg C_t$,即接收池中的药物浓度远远小于给药池中的药物浓度,式(22-1)则可以改写为:

$$J = A \frac{\mathrm{d}M}{\mathrm{d}t} = A \frac{DK}{h}C_0 \tag{22-2}$$

对于特定的皮肤和介质来说,D、K 和 h 均为常数,所以可以令 $\frac{DK}{h} = P$,称为渗透系数。因此,式(22-2)可写作:

$$J = APC_0 \tag{22-3}$$

渗透系数大小由皮肤与药物的性质(D、K 和 h)决定,而与药物浓度无关,单位为 cm/s 或 cm/h,P 值越大,表示药物越易透过皮肤。根据求得的稳态流量 J、给药池中药物的浓度 C_0 和有效扩散面积 A,可以求出药物经皮渗透系数。M-t 曲线中的直线部分反向延长线与时间轴的交点处的时间,该时间称为滞后时间(简称时滞 T_L):

$$T_L = \frac{h^2}{6D} \tag{22-4}$$

经皮渗透实验常用一些动物,如猴、乳猪、裸鼠、豚鼠和大鼠等动物的皮肤。实验装置可以是单室、双室或流通扩散池。接受室中常用 pH 为 7.4 的磷酸缓冲液和生理盐水作为接收介质,有时为了增加药物溶解度,也可采用不影响皮肤渗透性的非水溶剂,如 PEG400、乙醇等。

三、实验器材与试剂

1. 器材　电动剃毛刀、剪刀、镊子、恒温磁力搅拌器、水平扩散池、立式扩散池、注射器、容量瓶、移液管、大试管、紫外-可见分光光度计、微孔滤膜等。

2. 试剂　水杨酸、硫酸铁铵、生理盐水、乙醇等。

3.实验动物 大鼠。

四、实验内容与方法

(一)水杨酸经皮渗透性的测定

1.水杨酸溶解度的测定

(1)硫酸铁铵显色剂:称取 8g 硫酸铁铵,用 100ml 蒸馏水溶解,取 2ml,加入 1ml 1mol/L HCl 溶液,加蒸馏水至 100ml,摇匀,即得(需新鲜配制)。

(2)绘制标准曲线:精密称取水杨酸 10mg,置 100ml 容量瓶中,加入蒸馏水约 80ml,溶解后定容,摇匀,得到浓度为 $100\mu g/ml$ 的标准溶液。取上述标准溶液依次稀释得到 10、20、40、50、80、$100\mu g/ml$ 的标准溶液,分别精密量取 5ml,加 1ml 硫酸铁铵显色剂,于 530nm 波长处测定吸光度,将吸光度对水杨酸浓度回归得到标准曲线。以 5ml 蒸馏水加 1ml 硫酸铁铵显色剂为空白,同法测定吸光度。

(3)水杨酸饱和溶液的制备:100ml 锥形瓶置 32℃恒温水浴中,加入 1g 水杨酸(研细)与 100ml 煮沸放冷至室温的蒸馏水,用磁力搅拌器不断搅拌,分别于 0.5、1.0、1.5、2.0、2.5、3h 取样,过滤后,弃初滤液,取续滤液测定浓度。若最后两次测得的浓度相同,即可计算水杨酸在该室温条件下的溶解度;反之,还需继续搅拌至测定的溶液浓度不再增大为止。水杨酸在 30%乙醇溶液中的溶解度的测定用上述同样方法。

(4)水杨酸溶解度的测定:取过滤后的水杨酸饱和溶液,用蒸馏水稀释 100 倍,取 5ml 稀释液加 1ml 硫酸铁铵显色剂,摇匀,于 530nm 波长处测定吸光度,根据标准曲线,计算水杨酸在室温下的溶解度。

2.水杨酸的经皮渗透

(1)皮肤的处理:取体重为 150~200g 的雄性大鼠,用乌拉坦麻醉后,立即用电动剃毛刀剪去腹部毛,脱臼处死,剥离去毛部位皮肤,去除皮下组织后用生理盐水冲洗干净,置生理盐水中浸泡约 30min,取出,用滤纸吸干,备用。

(2)经皮渗透实验:处理好的鼠皮置水平扩散池的两个半池中间,角质层面向给药池,真皮面向接收池,用夹子紧密固定。接收池中加满生理盐水,记录真实体积。给药池中加入水杨酸的饱和水溶液或水杨酸 30%乙醇的饱和溶液,在两个半池中各加入一个小搅拌子。夹层中通 32℃的循环水,持续搅拌下,分别在 0.5、1.0、1.5、2.0、3.0、4.0、5.0、6.0h 时间点于接收池中取样(全部取出或取出一定体积),并立即加入与取样体积相同的生理盐水。取出的接收液用微孔滤膜(0.45μm)过滤,弃初滤液,取续滤液,待用。

(3)水杨酸浓度测定:精密量取 5ml 接收液,加 1ml 硫酸铁铵显色剂(或按此比例直接加入显色剂),摇匀后于 530nm 波长处测定吸光度 A,根据标准曲线方程计算水杨酸浓度。

【注意事项】

1.水杨酸在水中不易溶解,可通过超声或略微加热等方法加快其溶解,等完全溶解后,冷却至室温,再定容。

2.动物处死后,应立即去毛和剥离皮肤,注意不要剪破皮肤。

3.每次抽取接收介质后要立即加入新的接收介质。注意排尽与皮肤接触界面的气泡。

4.水杨酸饱和溶液作为样品室的药物溶液,其渗透速度小,需延长取样的时间间隔和实验持续时间,才能得到理想的渗透曲线,如每隔 1h 取样,持续 6h 以上。而当样品液应用水杨酸在 30% 乙醇中的饱和溶液时,在 4h 的实验时间内能得到较好的渗透曲线。

5. 在测定接收介质中水杨酸的浓度时,如为浑浊溶液需过滤。

(二)水杨酸软膏剂经皮渗透性的比较

1.5% 水杨酸软膏剂的制备

【处方】

水杨酸细粉(100 目)	0.5g
基质	9.5g
共制成	10.0g

【制法】

(1)5 种软膏基质的制备:单软膏、凡士林、甲基纤维素水溶性基质、W/O 乳剂基质、O/W 乳剂基质。制备方法见实验软膏剂的制备。

(2)水杨酸单软膏剂的制备:称取水杨酸粉末 0.5g,置研钵中,分次加入单软膏基质 9.5g,研匀,即得。

(3)水杨酸凡士林软膏剂的制备:称取凡士林 9.5g,置蒸发皿中,水浴加热熔化,在搅拌下加入水杨酸粉末 0.5g,搅匀,室温下搅拌冷却至凝固,即得。

(4)水杨酸水溶性软膏剂的制备:称取水杨酸粉末 0.5g 于研钵中,分次加入甲基纤维素水溶性基质 9.5g,研匀,即得。

(5)水杨酸 W/O 乳剂型软膏剂的制备:称取水杨酸粉末 0.5g 于研钵中,分次加入 W/O 型乳剂基质 9.5g,研匀,即得。

(6)水杨酸 O/W 乳剂型软膏剂的制备:称取水杨酸粉末 0.5g 于研钵中,分次加入 O/W 型乳剂基质 9.5g,研匀,即得。

2.5% 水杨酸不同基质软膏剂经皮渗透性的比较

处理好的鼠皮置立式扩散池的两个半池之间,角质层向上面向给药池,真皮向下面向接收池,用夹子紧密固定。在接收池中加入一定体积的生理盐水,至取样支管的液面高出皮肤,仔细排净接收池中的气泡,记录接收液的体积。在给药池中加入约 2g 水杨酸软膏剂,在接收池中加入小搅拌子,夹层通入 32℃ 的循环水,在持续搅拌下,分别在 0.5、1.0、1.5、2.0、3.0、4.0、5.0、6.0h 时间点于接收池中取样(全部取出或取出一定体积),并立即加入与取样同体积的生理盐水。取出的接收液用微孔滤膜(0.45μm)过滤,弃初滤液,取续滤液用于测定水杨酸浓度,测定方法见上述"水杨酸经皮渗透性的测定"项下。

五、实验结果与讨论

1. 累积渗透量的计算

需对水杨酸的浓度进行校正,校正公式为

$$C'_n = C_n + \frac{V}{V_0} \sum_{i=1}^{n=1} C_i \tag{22-5}$$

累积渗透量计算公式如下:

$$M = C'_n V_0 / A \tag{22-6}$$

式中，C'_n 为校正浓度；C_n 为 n 时间点的测定浓度；V 为取样体积；V_0 为接受室中接受液的总体积；A 为有效渗透面积。

2. 经皮渗透曲线的绘制　以时间为横坐标，以单位面积累积渗透量为纵坐标，绘制水杨酸经皮渗透曲线。曲线尾部直线部分外推与横坐标相交的时间即为时滞 T_L。

3. 渗透速度与渗透系数的计算　将渗透曲线 M-t 尾部直线部分的数据进行线性回归，得到的直线斜率即为药物的经皮渗透速度（稳态流量）$J[\mu g/(cm^2 \cdot h)]$。将经皮渗透速度 J 除以给药池的药物浓度 C_0 得渗透系数 $P(cm/h)$。

4. 比较水杨酸饱和水溶液和 30% 乙醇饱和溶液的渗透系数的差异。

5. 计算不同基质水杨酸软膏经皮渗透的速度，比较不同基质对水杨酸渗透速度的影响。

六、思考题

1. 体外测定药物经皮渗透速度的意义。

2. 水平扩散池和立式扩散池的区别有哪些？

3. 影响药物经皮渗透速度和渗透系数的因素有哪些？

4. 渗透屏障选择不同，实验测定的药物渗透系数不同，如何理解和看待这些差异？

参考文献

[1] 国家药典委员会. 中华人民共和国药典:2015 年版[M]. 北京:中国医药科技出版社,2015.

[2] 崔福德. 药剂学[M]. 6 版. 北京:人民卫生出版社,2007.

[3] 崔福德. 药剂学实验指导[M]. 3 版. 北京:人民卫生出版社,2015.

[4] 安登魁. 药物分析[M]. 3 版. 北京:人民卫生出版社,1992.